■ 健康教育与健康促进丛书

普外科
肿瘤疾病
健康教育手册

张佩君　陆　萍　陈　平　徐　军　王春英　主编

Health Education Handbook of
General Surgical Tumours

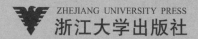

ZHEJIANG UNIVERSITY PRESS
浙江大学出版社

图书在版编目（CIP）数据

普外科肿瘤疾病健康教育手册 / 张佩君等主编. —
杭州：浙江大学出版社，2017.11
ISBN 978-7-308-17637-8

Ⅰ.①普… Ⅱ.①张… Ⅲ.①肿瘤－外科学－健康教育－手册 Ⅳ.①R73-62

中国版本图书馆CIP数据核字（2017）第277318号

普外科肿瘤疾病健康教育手册

主编　张佩君　陆　萍　陈　平　徐　军　王春英

选题策划	张　鸽
责任编辑	冯其华
文字编辑	董晓燕
责任校对	季　峥
封面设计	黄晓意
出版发行	浙江大学出版社
	（杭州市天目山路148号　邮政编码310007）
	（网址：http://www.zjupress.com）
排　　版	杭州兴邦电子印务有限公司
印　　刷	杭州杭新印务有限公司
开　　本	880mm×1230mm　1/32
印　　张	7
字　　数	122千
版 印 次	2017年11月第1版　2017年11月第1次印刷
书　　号	ISBN 978-7-308-17637-8
定　　价	30.00元

前　言

　　健康教育与健康促进是21世纪以来全球减轻疾病负担的重要策略,也是医学领域一种新的知识体系。随着社会的进步,患者的健康观念日益更新,对疾病知识及自我保健知识有强烈的需求。因此,将"以患者为中心"的护理理念和人文关怀融入护理服务中,是临床护理未来的发展方向,也是深化医药卫生体制改革、落实科学发展观的重要举措。

　　医学快速发展的今天,肿瘤疾病的普外科治疗方法也在不断发展,各种治疗手段不断创新,这对护理人员的专业素质提出了更高的要求和挑战。护理人员不仅需要有更专业的知识,而且还要承担起给患者做健康宣教的任务,满足患者及家属对健康教育信息的需求,从而进一步提高护理服务的品质。由此,出版一本展现现代普外科肿瘤疾病健康教育与健康促进的书籍正符合临床护理工作者的需求。

　　宁波市第二医院护理团队通过深入、系统、规范的临床实践,及与临床医生一起讨论、梳理、总结和改进健康教育的理论知识和实践经验,编著了"健康教育与健康促进丛书"之《普外科肿瘤疾病健康教育手册》。本书从日常护理着手,结合当前最新的医护理念及健康教育知识,对胃肠道肿瘤、肝胆系统肿瘤、甲状腺肿瘤和乳腺肿瘤等普外科常见肿瘤疾病患者的健康教育进行了系统阐述,包括术前指导,如心理、饮食、消化道准备、呼吸道准备及手术适应性训练指导等;术后指导,如术后体位与活动、饮食、疼痛护理、管道护理及并发症预防指导等;出院指导,如疾病预防、活动与休息、饮食及复查指导等。同时,本书还涵盖了普外科肿瘤疾病患者常需做的一些特殊检查(如胃镜、肠镜等)的患者教育,及患者健康共识等健康促进内容。全书内容简洁明了,图文并茂,具有较好的临床实用性。相信本书能够为临床医护人员开展系统性患者健康教育与健康促进起到指导作用。

因编写时间仓促,书中难免有疏漏和不妥之处,敬请读者批评指正。

张佩君

2017 年 9 月

目录

第一章　胃肠道肿瘤　　　　　　　　　　　　001

　第一节　胃　癌　　　　　　　　　　　　　003

　第二节　胃间质瘤　　　　　　　　　　　　009

　第三节　结直肠癌　　　　　　　　　　　　012

第二章　肝胆系统肿瘤　　　　　　　　　　　021

　第一节　原发性肝癌　　　　　　　　　　　023

　第二节　胰腺癌　　　　　　　　　　　　　028

　第三节　胆管癌　　　　　　　　　　　　　035

　第四节　胆囊癌　　　　　　　　　　　　　040

第三章　甲状腺、乳腺肿瘤　　　　　　　　　045

　第一节　甲状腺肿瘤　　　　　　　　　　　047

　第二节　甲状旁腺肿瘤　　　　　　　　　　053

　第三节　乳腺癌　　　　　　　　　　　　　057

　第四节　乳腺瘤　　　　　　　　　　　　　067

第四章　管道护理　　　　　　　　　　　　　　　　071

　　第一节　三腔喂养管　　　　　　　　　　　　　073

　　第二节　肠梗阻导管　　　　　　　　　　　　　076

　　第三节　经外周静脉穿刺中心静脉置管　　　　　080

　　第四节　鼻肠管　　　　　　　　　　　　　　　087

　　第五节　"T"形引流管　　　　　　　　　　　　092

　　第六节　经皮肝穿刺胆道引流管　　　　　　　　096

　　第七节　颈部负压引流管　　　　　　　　　　　100

第五章　微创治疗　　　　　　　　　　　　　　　　103

　　第一节　经颈静脉肝内门体静脉内支架分流术　　105

　　第二节　内镜黏膜下剥离术　　　　　　　　　　109

　　第三节　麦默通乳腺微创旋切术　　　　　　　　112

　　第四节　射频消融术　　　　　　　　　　　　　116

第六章　特殊检查　　　　　　　　　　　　　　　　121

　　第一节　胃　镜　　　　　　　　　　　　　　　123

　　第二节　肠　镜　　　　　　　　　　　　　　　127

　　第三节　气钡双重造影　　　　　　　　　　　　131

　　第四节　磁共振成像　　　　　　　　　　　　　133

　　第五节　电子计算机体层扫描　　　　　　　　　137

　　第六节　超　声　　　　　　　　　　　　　　　141

第七节　肺功能检查　　　　　　　　　　143

第八节　直接喉镜　　　　　　　　　　　145

第九节　乳腺钼靶Ｘ线摄影　　　　　　　149

第七章　患者共识　　　　　　　　　　　155

第一节　癌症的早期危险信号　　　　　　157

第二节　洗手的学问　　　　　　　　　　159

第三节　围手术期营养　　　　　　　　　162

第四节　吸烟对健康的危害　　　　　　　167

第五节　用药安全　　　　　　　　　　　175

第六节　预防跌倒十知　　　　　　　　　177

第七节　预防压疮　　　　　　　　　　　178

第八节　深静脉血栓形成预防及护理　　　188

第九节　疼痛护理　　　　　　　　　　　194

第十节　放疗患者护理　　　　　　　　　203

第十一节　化疗患者护理　　　　　　　　205

参考文献　　　　　　　　　　　　　　　211

第一章

胃肠道肿瘤

第一节　胃　癌

胃癌是一种源自胃黏膜上皮细胞的恶性肿瘤,其发病率居人体所有恶性肿瘤的第3位,居消化道恶性肿瘤的首位,其发病例数约占胃恶性肿瘤发病例数的95%。

一、病　因

胃癌的病因目前尚不完全清楚,通常认为可能与下列因素有关。

1. 地域环境

不同国家和地区间胃癌的发病率存在着明显的地域差别。在全球范围内,中国、日本、俄罗斯、南非、智利和北欧等国家和地区胃癌发病率较高。

2. 饮食及生活习惯

长期食用腌制、熏烤食物者的胃癌发病率较高,这可能与上述食物中的亚硝酸盐、真菌霉素、多环芳烃类化合物等致癌物质的含量较高有关。此外,饮食中缺乏新鲜蔬菜、水果与胃癌的发病也存在一定的关系。另外,吸烟亦会增加胃癌的发病率。

3. 幽门螺杆菌感染

幽门螺杆菌(Hp)感染是胃癌发病的主要原因之一。

4. 癌前疾病和癌前病变

胃癌的癌前疾病是指某些使胃癌发生风险增加的良性胃部疾病,如慢性萎缩性胃炎、胃息肉、胃溃疡、残胃炎等。癌前病变是指一类较易发生癌变的胃黏膜病理组织学变化,如肠型化生和异型增生。

5. 遗传及其他因素

胃癌发病具有明显的家族聚集倾向。有研究发现,与胃癌患者有血缘关系者的胃癌发病率较普通人群高4倍。

除上述因素外,免疫监视机制失调、癌基因过度表达、抑癌基因突变等均与胃癌的发生相关。

二、临床表现

1. 症　状

早期胃癌患者多无症状或仅有轻微症状。当临床症状明显时,病变往往已至晚期。

(1)早期表现:多数患者无明显症状或仅有轻微症状,少数患者有食欲减退、嗳气、反酸、上腹部隐痛等类似消化性溃疡的上消化道症状。部分患者由于担心进食过多会引起腹胀或腹痛,而自行限制进食。

(2)进展期表现:最常见的症状是上腹部疼痛,常有明显的消化道症状,通常药物治疗效果差或无效。患者可出现体重减轻,上腹部不适或疼痛加重,进餐后饱胀,食欲减退,恶心呕吐,乏力,消瘦,贫血等症状,最后表现为恶病质。

2. 体　征

早期患者腹部体征不明显,晚期上腹部可触及包块。当发生远处转移时,可出现左锁骨上淋巴结肿大;当发生肝转移时,可出现肝大、腹水;当发生直肠前凹转移时,直肠指诊可触及肿块。

三、健康教育 〉〉

1. 术前指导

(1)心理指导:对于因健康知识缺乏而引起焦虑的患者,认真解答他们提出的问题,并列举一些成功病例以鼓励患者。

(2)饮食指导:一般可进食高蛋白、高维生素、高热量、易消化的食物,少量多餐。如对于有消化道出血、幽门梗阻者,需禁食禁饮,给予肠外营养。对于糖尿病患者,告知他们为预防术后并发症,术前需严格控制饮食,并监测血糖水平,使血糖水平控制在6～8毫摩尔/升。术前1天进流质饮食,术前12小时禁食,术前4～6小时禁饮。

(3)消化道准备指导:向患者说明各种消化道准备的意义。对于普通患者,手术前一晚清洁灌肠。手术日早晨需放置胃管,并交代患者需要配合的注意事项。

（4）呼吸道准备指导:对于吸烟患者,告知其吸烟对健康和手术的危害,要求其戒烟2周。指导患者学习胸式呼吸及有效咳嗽、咳痰的方法,并向患者说明这些方法对于预防术后肺部感染的重要性。

（5）手术适应训练:指导患者正确使用便器,使患者适应在床上大小便。交代患者适应术后半卧位及更换体位的方法。

2. 术后指导

（1）体位与活动指导:全麻术后未清醒的患者可取去枕平卧位,头偏向一侧。清醒后血压稳定的患者可取斜坡卧位和半卧位,这些体位能减轻患者术后切口的疼痛,并有利于患者呼吸和引流,协助和指导家属在患者携带管道的情况下为其更换体位。鼓励患者术后早期在床上适度活动,如翻身、活动四肢等,以促进胃肠道蠕动的恢复。术后3天内患者在床上活动,第4天可下床活动,之后量力而行,根据个体差异逐步增加活动量。

（2）饮食指导:告知患者暂时禁食,并保持口腔清洁,做好口腔护理。待患者肠蠕动恢复后可予拔除胃管,逐步恢复饮食。按医嘱少量饮水,如无不适,次日可进食高热量、易消化的流质饮食,如米汤、菜汤、肠内营养制剂等。患者在进流质饮食3～4天后如无恶心、呕吐、腹痛、腹胀,可改半流质饮食。

（3）疼痛护理指导：告知患者镇痛泵的使用方法和不良反应。指导患者正确翻身及起床活动以减轻疼痛。做好疼痛数字评估法的宣教，鼓励患者表达疼痛的感受。分散患者的注意力，合理使用镇痛药物。

（4）管道护理指导：向患者和家属说明胃癌术后胃管引流的重要性，并指导家属妥善固定胃管和引流管，保持管道的有效引流；观察并记录胃液及引流液的量、颜色及性质等。

（5）并发症预防指导：重点观察手术切口有无渗血，胃管及腹腔引流管是否引流通畅，引流液的量、颜色及性质等。告知患者及家属术后24小时内胃管内吸出少量血液或咖啡色液体属于正常现象。吻合口瘘多发生在术后5～7天，应观察患者有无高热、腹膜炎体征，及引流管内有无混浊、含肠内容物的液体流出。胃癌术后发生肠梗阻者较为常见，一般发生在术后7～10天，表现为患者在进流质食物后突然发生呕吐，一般禁食3～4天后可自愈。关于倾倒综合征的观察，可注意患者在进食后30分钟内有无出现上腹胀痛、心悸、头晕、出汗、呕吐、腹泻，甚至虚脱等症状，以及是否伴肠鸣音亢进。指导患者少量多餐，避免进食过甜的热流质。患者在进食时和进食后不要立即饮水，进食后可平卧10～20分钟。多数患者会在术后半年至1年自愈。

四、出院指导 》》

1. 预 防

积极治疗幽门螺杆菌感染和胃癌的癌前疾病,如慢性萎缩性胃炎、胃息肉及胃溃疡等;少食腌制、熏烤、油煎食物,戒烟戒酒。高危人群定期检查,如内镜、X线钡餐及大便隐血检查等。

2. 活动与休息

嘱咐患者适度活动,循序渐进,劳逸结合。保持心情舒畅,避免过度劳累及精神紧张。

3. 饮食指导

饮食以清淡、易消化、高蛋白质、高维生素食物为宜,少量多餐,术后1个月内每天5～6餐,以后根据具体情况逐渐减少进餐次数,增加每餐进食量,逐步恢复正常饮食。禁食生、冷、油煎、酸辣等刺激性食物及易引发胀气的食物。有倾倒综合征倾向者,进餐后可平卧10～20分钟,以避免出现或缓解不适的症状。

4. 化疗指导

胃癌术后需要行放、化疗的患者,通常可于术后3～4周进行放疗和化疗。指导患者在此期间增加营养,预防感冒,劳逸结合,并按医生确定的方案来院继续治疗。

5. 复查指导

告知患者定期门诊复查肝功能、血常规等。术后3年内每3～6个月复查一次,3～5年每半年复查一次,5年后每年复查一次,内镜检查每年一次。

第二节　胃间质瘤

胃间质瘤是一种起源于胃间叶组织的肿瘤,且是一种具有潜在恶性倾向的侵袭性肿瘤。

一、病　因

胃间质瘤是一种较常见的间叶源性肿瘤,大多数胃间质瘤的发生与基因突变密切相关。

二、临床表现

胃间质瘤患者的症状主要与肿瘤的大小、位置和生长方式相关,无特异性临床表现。病程可短至数天,长至20多年。恶性胃间质瘤病程较短,多为数月。良性胃间质瘤患者和早期患者一般无症状。当瘤体较小时,患者症状不明显,可有上腹部不适或类似消化性溃疡的消化道症状。当瘤体较大时,可触及腹部肿块,且胃肠道出血是最常见的症状。贲门部间质瘤患者常见吞咽不适、吞咽困难等症状。部分患者因溃疡穿孔而就诊,穿孔可增加间质瘤腹腔种植和局部复发的风险。胃间质瘤患者的常见症状有腹痛、腹部包块、消化道出血及胃肠道梗阻等,腹腔播散者可出现腹水。恶性胃间质瘤患者可有体重减轻、发热等症状。

三、健康教育 ▶▶

术前指导、术后指导参照本章第一节中"健康教育"内容。

四、出院指导 ▶▶

1. 活动与休息

嘱咐患者循序渐进地活动,劳逸结合,保持心情舒畅,生活有规律。术后2个月内要控制劳动强度,不要提举超过6千克的重物。适当进行体育锻炼,以提高活动耐力。

2. 饮食指导

饮食以清淡、易消化、高蛋白质、高维生素食物为宜。遵循少量多餐、循序渐进的原则,进食切不可过急,从饮水、少量流质、全量流质、半流质、软食、普食逐步过渡。此外,注意观察患者进食后有无呕吐、腹痛、腹泻等症状。避免过甜、过浓的饮食。指导患者细嚼慢咽,多食新鲜蔬菜和水果,避免摄入辛辣、刺激及腌制食物等,适量补充铁剂和维生素。患者出院后每日进食5~6餐,每餐50克左右,逐渐增加饮食量。至6个月时恢复每日3餐,每餐100克左右。1年后接近正常饮食。

3. 用药指导

胃间质瘤患者在手术治疗后需服用伊马替尼进行靶向治疗。伊马替尼起始推荐剂量为每天400毫克,与早餐一起服下,同时饮一大杯水,以减轻药物对胃肠道的刺激。至少连续服用伊马替尼4个月,如疾病进展或出现严重不良反应,则需终止治疗。如服用伊马替尼3个月无效,则剂量可加至每天600毫克。若仍无效,则不再增加剂量,应停止治疗。伊马替尼的不良反应有:①轻度恶心(发生率为50%~60%)、呕吐、腹泻、肌痛及肌痉挛。②水肿和水潴留,其发生率分别为47%~59%和7%~13%,多发生于患者服药剂量超过每天600毫克时。水肿通常表现为眶周和下肢水肿,也有报道表现为胸水、腹水、肺水肿和体重迅速增加者,此时通常暂停给药,给予患者利尿剂或支持治疗。③全身反应,常见有发热、疲劳、乏力、畏寒等。

4. 复查指导

术后初期每3个月复查一次,以后每半年复查一次。如患者体温超过38℃,并出现腹部不适、疼痛、腹胀、停止排气排便等症状,应立即前往医院就诊。

第三节　结直肠癌

结直肠癌是一种常见的消化道恶性肿瘤,其发病率在世界不同地区的差异很大,以北美洲、大洋洲最高,欧洲居中,亚洲、非洲较低。在我国,南方地区特别是东南沿海地区,结直肠癌的发病率明显高于北方。

一、病　因

结直肠癌的病因目前尚不清楚,可能与下列危险因素有关。

1. 饮食因素

高脂肪、高蛋白质和低纤维素饮食是结直肠癌的发病因素之一。

2. 化学致癌物质

亚硝胺是一种导致肠癌发生的强致癌物;此外,烟草中的有害物质也可诱发结直肠癌。

3. 遗传因素

如家族性结直肠息肉病和遗传性非息肉性结直肠癌。有结直肠癌家族史者,患结直肠癌的风险会比普通人群高4倍。

4. 肠道非特异性炎症性疾病

（1）血吸虫病是一种与结肠癌关系非常密切的良性病变。

（2）溃疡性结肠炎患者的癌症发病率高于一般人群。溃疡性结肠炎在炎症的增生性病变发展过程中常形成息肉，进一步发展有可能成为肠癌。

（3）克罗恩病结肠受累者可发生癌变。

二、临床表现 》》

1. 结肠癌

结肠癌早期无特殊症状，发展后会有下列表现。

（1）排便习惯和粪便性状改变：如出现腹泻、便秘、便中带血、脓液或黏液等。

（2）腹痛：腹痛常为定位模糊的持续性隐痛。当出现肠梗阻时，腹痛可加重或呈阵发性绞痛。

（3）腹部肿块：肿块多为肿瘤，有时也可能是近端肠腔内的积粪梗阻。肿块大多质硬，呈结节状。

（4）肠梗阻症状：多为晚期症状，表现为腹痛和便秘。腹痛为胀痛或阵发性绞痛。当发生完全梗阻时，症状加剧。

（5）全身症状：患者受慢性失血、感染、肿瘤溃烂等影响，可出现贫血、乏力、消瘦、低热等症状。晚期可出现肝大、黄疸、腹水、锁骨上淋巴结肿大及恶病质等症状。

右侧结肠癌一般以全身症状、贫血、腹部肿块为主要表现。左侧结肠癌以肠梗阻、便秘、腹泻、便血等症状为著。

2. 直肠癌

（1）便血：便血是直肠癌早期最常见的症状，血色呈鲜红色或暗红色，混有脓液或黏液，有时可有血块或坏死组织。出血量因肿瘤的大小、形态、病理类型而有所差异，有时会发生大出血。直肠癌早期患者常常因便血而被误诊为直肠炎症或内痔。

（2）直肠刺激症状：早期有排便习惯改变，便意频繁，肛门有坠胀感。肿瘤刺激直肠时可出现腹泻、里急后重、排便次数增多、排便不尽感。

（3）病变破溃感染症状：粪便表面有血、黏液，甚至排脓血便。

（4）粪便性状改变：粪便形状不规则，出现变形、变细等。

（5）梗阻症状：直肠癌导致肠腔狭窄，出现不同程度的梗阻症状，表现为腹痛、腹胀、肠鸣音亢进等。

三、健康指导

1. 术前指导

（1）心理指导。在得知自己患癌症后，患者往往非常焦虑甚至恐惧，尤其是病变位置在直肠下段，需做永久性结肠造口的患者，往往不能接受，会产生焦虑、悲观、恐惧的心理。此时，应告知患者，手术后结肠造口基本不影响其正常的生活、学习及工作,以缓解或消除患者及家属的顾虑。

(2)饮食指导。患者术前可进食高热量、高蛋白质、高维生素、易消化的少渣饮食,如粥、面条、面包、馄饨、蛋羹、鱼、肉末等。对于有肠梗阻、营养不良的患者,给予肠外营养,以增强营养,提高手术耐受性。

(3)肠道准备。术前按医嘱进行肠道准备。

①无肠梗阻者的肠道准备指导

以下为常见泻药的配制方法和服用方法。

a)复方聚乙二醇电解质散。配制方法:取 A 剂、B 剂各一包,泡在 125 毫升温水中。服用方法:每隔 10～15 分钟服用一次,每次服 250 毫升,总共服用 3000 毫升,直至排出水样便为止。

b)硫酸镁溶液。100 毫升,无需配制,直接服用半瓶(50 毫升),过 10 分钟后饮水 2000 毫升以上。剩下的一半硫酸镁溶液以同样方法服用。

患者在服用泻药后应多走动,以促进排便。如出现腹痛、恶心、呕吐、大便未解等症状,需及时告知医护人员。

②有肠梗阻者的肠道准备指导

有肠梗阻者的肠道准备时间会延长,医嘱往往会予小剂量多次服用泻药;完全性肠梗阻患者不能服用泻药。

(4)术前常规指导。术前常规指导包括以下三方面的内容。

①术前患者需放松心情,保证充足的睡眠;戒烟;进行深呼吸、咳嗽训练。

②手术前一晚患者需做好个人卫生清洁工作,包括洗头、理发及沐浴。术前需禁食8～12小时,故一般在术前晚上8点后不能进食任何食物,包括水。根据手术需要,护士会在术前进行各种置管,患者应予配合;患者需按医嘱术前服用药物,有高血压的患者,手术当日仍需服用降压药,但只可用小口水来送服药物。

③手术前患者需取下首饰、眼镜(包括隐形眼镜)、活动性义齿;脱去自己的衣裤,更换手术衣裤,勿穿内衣裤;勿化妆,勿涂指甲油,勿携带手机等物品;女性患者如月经来潮,应及早告知医护人员。患者在手术等待过程中如出现饥饿感,可及时告知护士,以便酌情补充能量。

(5)对于女性直肠癌患者,当肿瘤侵犯阴道后壁时,术前需进行阴道擦拭消毒。

(6)手术当日,术前按医嘱予留置尿管、胃管。

2. 术后指导

(1)手术后患者需去枕平卧6小时,并且切勿使患者处于深睡眠状态。待生命体征平稳后,患者可取半卧位。

(2)在病情允许的情况下患者应尽早下床活动,适度活动,也可在床上活动,以促进肠道功能恢复和预防双下肢深静脉血栓形成。

（3）肠道手术后患者一般需禁食。在肠道功能恢复、肛门排气后（造口患者造口排气后），患者可按医嘱正确进食。一般先进食少量流质饮食；1天后如无不适，改全量流质饮食；进食3天后如无不适，改半流质饮食。饮食遵循少量多餐、由稀到稠的原则。

（4）注意保持各导管引流通畅，防止导管拔出或扭曲而不利于引流，特别是在患者下床活动时，注意各导管的保护。

（5）注意观察各引流管中引流液的量、颜色和性状的变化；患者的排气排便情况；造口血运和造口周围皮肤情况。密切观察患者的生命体征。

（6）鼓励患者正确、及时表达疼痛，合理使用镇痛药，尽量减少疼痛对患者的影响。

四、出院指导 》》

1. 告知患者保持心情愉快、舒畅，避免疲劳，适当锻炼，增强体质。

2. 注意饮食卫生，合理进食，多进食新鲜水果、蔬菜等高维生素食物，减少摄入高脂肪食物。避免进食刺激性食物，禁烟酒。

3. 指导患者及家属学习造口护理的方法及正确使用护理用品。永久性造口需定期进行扩张。

4. 会阴部切口未愈合的患者，出院后应及时清洁切口、更换敷料,直至切口愈合。

5. 遵医嘱按时到院复查,或进行化疗和放疗。

五、造口袋更换 》》

对于回肠造口者,造口袋一般3～5天更换一次;对于结肠造口者,造口袋一般5～7天更换一次。如发生底盘渗漏(底盘发白)或造口处皮肤出现异常,应及时更换造口袋。最好在空腹时更换造口袋。在更换造口袋前,应准备一盆温水、一条柔软毛巾、棉签、造口袋、造口测量尺、封口条、剪刀、造口粉、保护膜及防漏膏。

更换造口袋的步骤如下(见图1-3-1)。

1. 患者取平卧位,暴露造口处,同时注意保暖。更换两件式造口袋时,需先打开锁扣,去除造口袋,然后用纸巾擦去底盘上残留的大便;更换一件式造口袋时,可直接揭除造口袋,揭除时一手按压皮肤,一手由上到下小心缓慢地揭除造口底盘,同时观察造口底盘情况。

2. 先用温水清洁造口及周围皮肤,然后用质地柔软的纸巾擦干。擦洗时,先擦洗造口周围皮肤,然后擦洗造口。注意观察造口及周围皮肤情况。

3. 在造口周围皮肤上喷洒造口粉,并用干棉签涂抹均匀,几分钟后,将多余的造口粉用棉签去除。

4. 用造口测量尺测量造口的形状、大小。

5. 根据造口形状修剪造口底盘,底盘大小需比造口大1～2毫米。若修剪过大,则粪便刺激皮肤易引起皮肤炎症;若修剪过小,则底盘边缘与黏膜摩擦会导致黏膜出血坏死。修剪后,用手捋顺底盘小孔边缘。

6. 将保护膜均匀地涂抹在造口周围皮肤,待干后形成一层无色透明保护膜。

7. 封闭造口袋开口。

8. 将防漏膏涂在造口周围,用湿棉签将其抹平并贴紧造口。

9. 除去造口底盘上粘贴的保护纸,将底盘沿造口紧密地贴在皮肤上,用手指或棉签在底盘上用力画圈,以使底盘紧密地粘贴在皮肤上。

10. 若更换的是两件式造口袋,则可使造口袋锁环处于打开状态。先从底部开始,手指沿着袋接环外部由下向上将袋子和底盘按紧。然后将袋子调整至最佳位置,两指捏紧锁扣,听见轻轻的"咔嗒"声,就说明底盘已经与袋子锁住了。指导患者用手在底盘上轻轻地压10分钟,以利用手的温度使底盘与皮肤充分贴合。

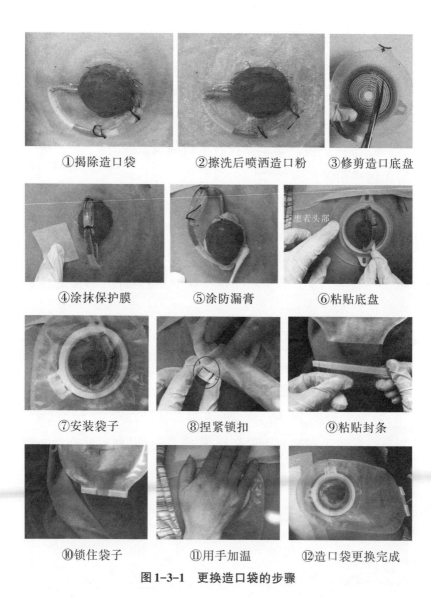

①揭除造口袋　　②擦洗后喷洒造口粉　　③修剪造口底盘

④涂抹保护膜　　⑤涂防漏膏　　⑥粘贴底盘

⑦安装袋子　　⑧捏紧锁扣　　⑨粘贴封条

⑩锁住袋子　　⑪用手加温　　⑫造口袋更换完成

图1-3-1　更换造口袋的步骤

第二章

肝胆系统肿瘤

第一节　原发性肝癌

原发性肝癌（以下简称"肝癌"），是指肝细胞或肝内胆管细胞发生的癌变，为我国常见的恶性肿瘤之一。据统计，目前我国肝癌患者的死亡率居恶性肿瘤患者死亡率第2位，在城市仅次于肺癌，在农村仅次于胃癌。

一、病　因

1. 病毒性肝炎和肝硬化

乙肝的高发区同时也是肝癌的高发区。在我国，东南沿海地区是肝癌高发区，乙肝病毒携带者占人群的10%～15%。流行病学调查显示，肝癌患者中丙型肝炎抗体阳性率显著高于普通人群。我国肝癌患者常经过肝炎—肝硬化—肝癌进展"三部曲"。在欧美国家，肝癌常在酒精性肝硬化的基础上发生。

2. 黄曲霉毒素

黄曲霉毒素的代谢产物黄曲霉毒素 B_1 有强烈的致癌作用。

3. 饮用水污染

沟塘水中有百余种有机物，有些有机物具有致癌、促癌或致突变的作用。

4. 其他因素

长期饮酒和吸烟可增加发生肝癌的风险。此外,遗传因素、有机氯类农药、寄生虫等也与肝癌的发生有关。

二、临床表现 》》

1. 亚临床肝癌或小肝癌

肝癌通常起病隐匿,不少患者是在体检或普查中被发现的,这些肝癌患者既无症状又无体征,仅表现为甲胎蛋白水平升高和影像学的肿块,称之为亚临床肝癌或小肝癌。

2. 肝癌

(1)肝区疼痛:肝区疼痛为最常见症状,呈间歇性或持续性,钝痛或胀痛,是由于癌肿迅速生长使包膜绷紧所致。

(2)消化道症状:食欲不振、消化不良、恶心、呕吐。腹水或门静脉癌栓可导致腹胀、腹泻等症状。

(3)全身症状:有乏力、进行性消瘦、发热、营养不良,晚期可出现恶病质等。

(4)体征:进行性肝大为最常见的特征性体征之一。此时肝质地坚硬,表面及边缘不规则,常呈结节状,有不同程度的压痛。晚期可出现黄疸。肝癌患者常伴有肝硬化征象,如腹水、脾大等。

(5)伴癌综合征:为较少见的症状,主要包括低血糖症、红细胞增多症、高钙血症和高胆固醇血症。

三、健康指导 》》

1. 术前指导

（1）心理指导：向患者说明手术的意义、手术时长、手术室环境等。可请其他术后患者现身说法，以消除患者的恐惧心理。患者术前需保证休息，以减轻肝脏的负荷。

（2）饮食指导：给予患者高蛋白质、高热量、高维生素、低脂肪食物，限制动物油的摄入。饮食宜多样化，注意食物搭配，做到色、香、味俱全，以增进患者食欲。术前晚开始禁食，一般禁食禁水8～10小时。

（3）术前准备及宣教：劝导患者戒烟戒酒，嘱其学习床上大小便和翻身，指导患者学习深呼吸及咳嗽、咳痰的方法，以利于其术后排痰，预防术后肺部感染的发生。告知患者术后可能留置的导管的类型、留置导管的重要性及注意事项。

（4）术前检查：做好心、肺、肾等重要脏器的功能检查，常规备血，做好皮试。必要时术前晚进行灌肠。

（5）护肝治疗：静脉给予护肝药物。对于有黄疸者，给予补充维生素K；对于血浆白蛋白水平过低者，给予输注白蛋白。

（6）置管：手术当日遵医嘱予留置胃管、尿管。在置管过程中应做好患者的隐私保护。

2. 术后指导

（1）密切观察患者的生命体征和血氧饱和度,每15～30分钟检查一次。注意患者尿量、引流量及血常规等变化,防止发生术后出血。

（2）向患者解释吸氧的重要性,特别是术后48～72小时内吸氧有助于增加肝细胞的供氧量,促进肝细胞再生。

（3）术后平卧6小时后可改半卧位。术后早期适度活动,避免血栓栓塞、肠粘连、肺炎等并发症的发生。活动原则为循序渐进,忌剧烈活动,以防止出现肝断面出血。一般术后第1天可在床上采取坐位,进行翻身和四肢屈曲、伸展运动,每天2～3次;第2天可增加活动频次,在病情允许的情况下,可由家属协助在床边进行站立练习;第3～5天可在室内扶行。

（4）引流管护理。保持引流管通畅,并妥善固定。观察记录引流液的量、颜色及性质。

（5）密切观察切口敷料有无渗血、渗液,保持切口干燥。

（6）当患者术后肛门未排气时,需禁食禁水,予肠外营养治疗;排气后进食先从流质开始,少量多餐,逐渐过渡至少渣半流质、半流质,再到普食。进食期间注意观察患者进食量及有无腹胀、恶心、腹痛等不适。

（7）积极预防并发症的发生。密切观察患者肝功能、电解质、血常规、肾功能、血氨等变化,防止术后发生出血、肝性脑病、肝肾综合征等并发症。

四、出院指导

（1）解除患者思想负担，消除"肝癌是不治之症"观念的影响。告知患者应积极参加文体活动，生活规律，避免情绪波动和劳累。在病情得到缓解后，患者可参加力所能及的工作，但在代偿功能减退或并发感染的情况下，必须绝对卧床休息。

（2）预防感冒和各种感染。随气温变化增减衣服，避免去人多的公共场所。注意饮食卫生，戒烟禁酒。

（3）按医嘱用药，勿滥用药物。

（4）如有发热症状，可以肛塞吲哚美辛栓，多喝开水。如体温过高，可用冰袋冷敷，温水擦浴。注意保暖，勤换衣裤，保持衣物干燥、清洁。如高热持续不退，应及时去医院就诊。

（5）保持大便通畅，养成定时排便的习惯，必要时可以使用开塞露栓剂或灌肠剂。勿用力排便，多饮开水，摄入足量的粗纤维食物。在病情允许的情况下适度活动。如出现水肿、体重减轻、出血倾向、黄疸、疲倦等症状，应及时就诊。定期复查肝功能、甲胎蛋白、超声等。

五、上床休息指导

患者上床休息过程参见图2-1-1～图2-1-4。

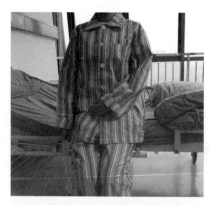
图 2-1-1　坐于床沿，摇高床头

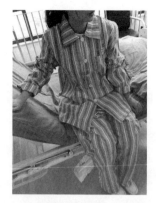
图 2-1-2　左手抓床沿，右手撑床面

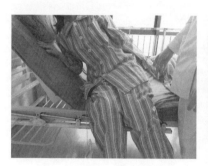
图 2-1-3　侧卧位半躺下

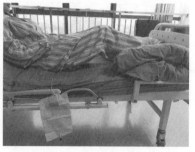
图 2-1-4　摇低床头，顺势躺下

第二节　胰腺癌

　　胰腺癌是一种发病隐匿，发展迅速，且治疗效果及预后极差的消化道恶性肿瘤。胰腺癌的发病率与年龄呈正相关，其中60～80岁患者约占80%，男性发病率略高于女性。胰腺癌可发生于胰腺的任何部位，其中以胰腺头部为多，占60%～70%;其次是体尾部,累及全胰腺者少见。

一、病 因

胰腺癌的病因至今尚未完全清楚,流行病学资料提示,以下因素可能与胰腺癌的发生有关。

（1）吸烟:吸烟是唯一公认的胰腺癌的危险因素。无论男女,吸烟者的胰腺癌发病率均高于不吸烟者。

（2）高蛋白质、高胆固醇、高热量饮食:高蛋白质、高胆固醇、高热量饮食与胰腺癌的发生相关。此外,含亚硝胺类制品也被认为可能致胰腺癌。

（3）遗传因素:凡一级亲属中有两个以上患胰腺癌者,其患胰腺癌的概率至少增加16倍。

（4）疾病因素:酒精性慢性胰腺炎患者胰腺癌的发病率高于一般人群;患糖尿病时间超过40年者,胰腺癌的发生风险有所增加;在瑞典,恶性贫血被认为是患胰腺癌的危险因素。

二、临床表现

（1）腹痛:腹痛是胰腺癌的常见或首发症状,2/3以上的患者会出现腹痛,通常表现为上腹部持续性疼痛,与进食无关。胰腺癌腹痛具有以下特点:胰头癌疼痛位置偏右,胰体、尾癌疼痛位置偏左;疼痛多为持续性、进行性加剧的钝痛或钻痛;坐位、前倾或屈膝侧卧位可以减轻疼痛;常伴有腰背部疼痛。

（2）黄疸:50%以上的胰腺癌患者会出现黄疸。黄疸的特征为肝外阻塞性黄疸,持续性进行性加深,伴皮肤瘙痒,尿色加深,大便呈白陶土样。

（3）消瘦:绝大多数的胰腺癌患者会出现不同程度的体重减轻,一般在短期内体重可减轻10千克甚至更多。

（4）消化道症状:食欲减退和消化不良,少食即饱,10%～30%的患者以此为首发症状。伴或不伴恶心、呕吐、腹胀、腹泻、便秘等,晚期可出现脂肪泻。

（5）神经、精神系统症状:部分患者可出现抑郁、焦虑、狂躁及个性改变等精神障碍。

（6）其他表现:多数患者有持续或间断的低热,少数患者有急腹症的表现。晚期患者可发生血栓性静脉炎或动静脉血栓栓塞。部分患者出现症状性糖尿病、关节炎、嗜酸性粒细胞增多症等。

三、健康指导

1. 术前指导

（1）心理指导:大多数胰腺癌患者确诊时已到晚期,通常预后极差。患者承受的精神压力很大,会出现悲哀、抑郁情绪,甚至会产生轻生念头。医护人员应敏锐观察,悉心照顾,鼓励其说出自身感受,帮助患者树立治疗的信心。

（2）完善检查:常规进行心、肺、肝、肾等重要脏器功能检查。特殊检查有内镜下逆行胰胆管造影(ERCP)、经皮肝穿刺胆管造影(PTC)等。做好患者健康教育,使其顺利完成各项检查。血液检查包括血常规、电解质、肿瘤标志物、血型、凝血功能等,也应及时完成。

（3）常规准备:常规备血,抗生素皮试,术前手术标识,术前沐浴,更换手术衣裤,以及去除指甲油、首饰、义齿等。

（4）肠道准备:术前3天开始进食清淡、易消化的半流质饮食;术前口服复方聚乙二醇电解质散或进行清洁灌肠,促进术后肠道功能恢复。

（5）皮肤护理指导:胰腺癌患者常出现黄疸症状,全身皮肤瘙痒不止,建议每天温水擦浴,忌用碱性肥皂。瘙痒难忍时,可以使用止痒剂,忌用手抓,宜穿宽松的全棉衣裤。

（6）饮食指导:宜进食高蛋白质、高维生素、低脂肪的饮食,少量多餐。对营养状况不佳者,按照医嘱进行肠外营养支持。

（7）疼痛指导:对于可接受疼痛宣教的患者,教其掌握数字疼痛评估法,以帮助其准确表达疼痛分值,进而使医护人员及时对其疼痛进行干预;对于老年患者、幼儿等较难接受疼痛宣教的患者,医护人员可使用脸谱评分法或疼痛行为量表,对其进行评估。合理使用镇痛药,以减轻患者疼痛,并指导患者掌握非药物方法缓解疼痛。

2. 术后指导

(1)监测生命体征:持续使用心电监护;术后去枕平卧6小时,头偏向一侧,防止舌根后坠引起窒息;按照医嘱予以肠外营养、抗感染、止血等治疗,必要时予以输血治疗;记录24小时液体出入量,保持体液平衡。

(2)管道护理指导:对各种引流管做好标识,进行评估,观察、记录引流液的量、颜色、性质及引流管在位状态等。保持引流管通畅,注意观察引流管周围有无渗血、渗液,如有异常应及时处理。

(3)饮食指导:术后1~2天一般禁食、禁水,之后根据医嘱早期进行肠内营养。在肠内营养期间应注意灌食速度、食物温度及灌食量等,注意观察患者有无腹胀、恶心、腹痛、腹泻等不适。评估患者的营养状态,及时进行饮食调整。监测患者的血糖变化。

(4)疼痛护理指导:由于胰腺癌手术创伤大,患者术后疼痛明显,因此需做好疼痛评分方法的宣教工作,鼓励患者表达疼痛体验,合理采用药物或非药物方法来缓解疼痛。

(5)活动指导:患者术后第1天应卧床休息,待麻醉清醒后可稍微活动四肢;第2天后,建议在床上进行翻身及四肢屈曲、伸展等活动。之后,依据病情稳定情况及个人体力进行适当活动,鼓励患者早期活动以利于康复。

（6）并发症的观察:胰腺癌术后的并发症主要有出血、胆漏、胰漏、感染等,需做好病情观察、腹部体征观察、引流管观察。加强基础护理,及早发现病情变化并进行干预,保证患者安全。

四、出院指导

（1）指导患者定期检查血糖、肝功能、肿瘤标志物等,若出现血糖水平升高(空腹血糖≥7.0毫摩尔每升),应及时就诊。

（2）饮食应注意荤素搭配,少量多餐。戒烟酒。建议进食低脂肪、高蛋白质、富含维生素、易消化的食物。

（3）保持心情愉快、情绪稳定,忌大喜大悲。鼓励患者在病情稳定的情况下适当参加社会活动,与人交流。散步、听音乐、看报等休闲活动均有利于疾病的好转。

（4）定期复诊,正确面对放、化疗。在治疗期间做好相应保护措施。出院1个月后复诊,连续复诊3个月;病情稳定后,每2～3个月复诊一次,连续复诊半年。

五、活动指导图示

1. 术后翻身指导

患者术后翻身过程参见图2-2-1～图2-2-3。

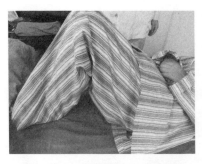 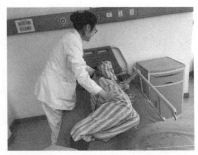

图 2-2-1　患者仰卧,双腿屈膝　　图 2-2-2　扶肩扶膝,将患者推向对侧

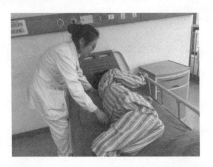

图 2-2-3　用三角枕垫在患者肩背部

2. 下床活动指导

患者下床活动过程参见图 2-2-4～图 2-2-6。

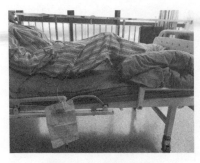 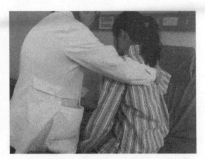

图 2-2-4　摇起床头　　　　　　图 2-2-5　坐于床沿

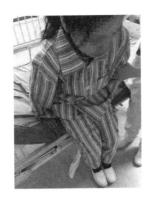

图 2-2-6 缓慢起身

第三节 胆管癌

胆管癌是指发生在左、右肝管至胆总管下段的肝外胆管癌，不包括肝内的胆管细胞癌和壶腹部癌。本病多发生于60岁以上人群，男性略多于女性。根据肿瘤的发生部位可分为上段胆管癌、中段胆管癌及下段胆管癌，其中50%～70%的胆管癌发生于上段胆管。

一、病 因

胆管癌的病因目前尚未完全清楚，可能与下列因素有关。

（1）胆管结石。约有30%的胆管癌患者合并胆管结石。

（2）原发性硬化性胆管炎。

（3）先天性胆总管扩张症，尤其是行囊肿空肠吻合术后。

（4）其他，如胆道寄生虫病、慢性溃疡性结肠炎等。

二、临床表现

（1）黄疸：无痛性梗阻性黄疸进行性加重是胆管癌最早、最重要的症状。大部分患者也是因黄疸来就诊。胆管癌早期可无典型症状，仅表现为尿色深、皮肤瘙痒、白陶土样便、食欲不振、乏力、消瘦等。

（2）腹痛：半数患者有右上腹胀痛、不适症状。中下段胆管癌患者可诉有右季肋区钝痛，此症状与胆管周围神经被侵犯有关。

（3）胆囊肿大：肝门部胆管癌患者胆囊一般不肿大，但病变在中、下段的胆管癌患者，可触及肿大的胆囊。

三、健康指导

1. 术前指导

（1）密切观察患者病情变化，掌握患者腹部体征及伴随体征变化，如出现腹痛加剧、寒战、高热等情况，应及时向医生汇报，积极协助处理。

（2）术前完善各项辅助检查工作，如肝肾功能、电解质、凝血功能及各项影像学检查，并给患者做好相关知识的健康宣教。

（3）评估患者的营养状况,必要时给患者加强营养,予以低脂肪、富含优质蛋白质、高维生素、易消化饮食。对于摄入不足或进食有障碍的患者,给予肠内、肠外营养对症治疗。按医嘱给患者输注白蛋白,纠正低蛋白血症;输注全血、血浆、血小板等,以改善贫血、凝血功能障碍。

（4）补充维生素K,并给予保肝治疗。

（5）心理护理。评估患者的心理状况,鼓励患者表达情绪,向患者介绍预后良好的康复病例,鼓励患者战胜疾病。

（6）对症治疗。黄疸患者的皮肤护理:指导家属给患者温水擦身;嘱患者出现瘙痒时不可搔抓皮肤,可用手轻轻拍打瘙痒部位;不宜使用碱性肥皂清洁皮肤;严重者可口服抗组胺类药物止痒,或外用炉甘石洗剂局部涂擦止痒;对于瘙痒严重影响睡眠者,遵医嘱予以镇静催眠药物。对于疼痛患者,指导其采取舒适的卧位,以降低腹部肌肉的张力,有利于缓解疼痛,必要时给予镇痛剂。

2. 术后指导

（1）术后常规护理。密切观察患者的生命体征、意识、神志变化。持续心电监护,了解患者术后呼吸情况,持续低流量吸氧(每分钟2～3升)。患者全麻清醒后如生命体征平稳,则尽早给予抬高床头30°,使患者膈肌下降,以利于呼吸,防止肺不张的发生。

（2）观察切口敷料有无被血液、胆汁浸湿,及时更换被渗湿的敷料,密切观察有无腹腔活动性出血。

（3）妥善固定各引流管,严防脱落、扭曲、堵塞,定期挤压引流管,保持引流通畅。观察并及时记录引流液的量、颜色及性状变化。正常人胆汁每天的分泌量为800～1200毫升,呈黄色或黄绿色,色清,质稠厚。胆管癌患者术后24小时内胆汁的引流量为300～500毫升,恢复饮食后可增加至600～1000毫升,以后逐渐减少至每日200毫升左右。若胆汁突然减少或无胆汁引流出,则可能是胆管堵塞、受压或引流管脱出导致的,应立即向医生汇报,并及时处理。若引流量多,则提示胆管下段有梗阻的可能。

（4）注意补充水及电解质。应用抑制胰液分泌的药物。在患者禁食期间行完全肠外营养治疗,并记录尿量。

（5）常见并发症的观察及护理。①腹腔内出血:应密切观察患者切口敷料情况及腹腔引流管引流液的量、颜色及性状变化。如腹腔引流管有鲜血引流出,且每小时出血量大于100毫升,或持续3小时以上,或患者出现面色苍白、血压下降、脉搏细速、尿少等休克征象,则需及时处理。保持静脉通路通畅,补充血容量,保持腹腔引流管引流通畅,必要时做好开腹止血的准备。②胆漏:术后应密切观察患者腹腔引流液的状况、有无腹痛及腹部体征的变化情况。若腹腔引流液含有胆汁,切口处有黄绿色胆汁样液体渗出,患者出现腹痛逐渐加重,并伴有腹膜刺激征,应高度怀疑发生胆漏。对于早期胆漏者,予禁食,保持引流管通畅,应用抑制胰液分泌的药物。注意补充水及电解质,使用抗生素对症治疗,并给予营养支持,早期进行胃肠外营养。待患者病情逐步稳定后,鼓励其进食低脂肪、高热量、高维生素、高蛋白质饮食。

四、出院指导

（1）定期复查,术后每3～6个月复查一次,如出现乏力、黄疸、进行性消瘦等情况,应及时就诊。

（2）坚持进行放疗、化疗等综合治疗。放化疗期间,密切观察有无出现骨髓抑制等不良反应,定期复查血常规。

（3）宜进食低脂肪、高蛋白质、高维生素、清淡易消化的食物,忌油腻及高胆固醇饮食,少量多餐,忌饱食。养成定期排便的习惯,保持大便通畅。适度锻炼,同时避免过度劳累。

（4）对于"T"形管带出院者,告知其如何维持"T"形管的有效引流。注意"T"形管放置的位置,防止引流液倒流而引起胆道逆行感染(见图2-3-1)。定期挤捏"T"形管,防止其堵塞。长期留置"T"形管的患者,应遵医嘱定期来院复查,冲洗"T"形管,更换引流袋。在操作过程中,应严格遵守无菌操作原则,防止发生感染。

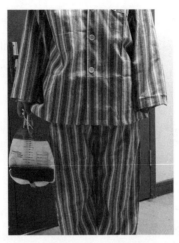

图2-3-1 注意引流管的位置,防止逆行感染

第四节 胆囊癌

胆囊癌在临床上不常见,仅占所有癌症的1%左右。原发性胆囊癌多发生于60～70岁人群,女性发病率比男性高2～3倍。

一、病因

胆囊癌的发病机制尚不明确,目前认为与胆囊结石密切相关。约85%的胆囊癌患者合并有胆囊结石,且结石越大,发生胆囊癌的风险越高。这可能与结石长期慢性刺激造成胆囊上皮发生癌变有关。另外,慢性胆囊炎、高龄、吸烟、不合理的饮食结构、职业暴露等均为与胆囊癌相关的危险因素。慢性溃疡性结肠炎患者常伴发胆囊癌。此外,也有人认为女性胆囊癌高发可能与雌激素有关。还有研究认为,胆囊癌的发生可能与胆囊管异常或先天性胆管扩张有关。

二、临床表现

胆囊癌早期无明显症状,临床上不易引起重视,当患者出现症状时常已是晚期,并已发生转移。胆囊癌可有以下临床表现。

（1）右上腹疼痛:是胆囊癌最常见的症状,也是多数患者就诊的首发症状。腹痛多为钝痛,偶为绞痛,并逐步加重。由于部分患者常合并胆囊结石或因上腹痛行超声检查提示为胆囊结石,因此胆囊癌的诊断常被患者或医生忽视。

（2）上腹部肿块:对于胆囊癌晚期患者,可在其右上腹触及质硬、固定且表面高低不平的肿块。

（3）黄疸:当癌肿侵犯肝门部或因转移性的淋巴结压迫肝外胆管时,会出现阻塞性黄疸,可伴胆绞痛。出现黄疸是胆囊癌患者病程进入晚期的征象之一。

（4）其他:部分患者可出现消化道出血、腹水、恶病质等。

三、健康指导

1. 术前指导

（1）术前完善各项辅助检查，做好术前准备工作，包括尿粪常规、血常规、凝血功能、肝肾功能及各项影像学检查。根据凝血功能情况，遵医嘱予改善凝血功能治疗。

（2）鼓励患者进食低脂肪、高热量、高蛋白质、富含维生素饮食。

（3）术前1天饮食宜清淡、易消化。术前可予灌肠或口服缓泻剂清洁肠道，以减少术后腹胀的发生。

2. 术后指导

（1）术后常规护理需注意观察患者生命体征变化，同时注意观察其神志、意识、行为，防止患者出现肝功能衰竭及肝性脑病。全麻清醒6小时后取半卧位。鼓励患者早期活动。

（2）术后观察患者有无出血情况，密切观察切口及各引流管有无出血现象，及时更换被血液浸湿的敷料。若发现出血倾向，应及时向医生汇报，并尽早处理。

（3）妥善固定各引流管（见图2-4-1），防止引流管扭曲、折叠、受压，并做好导管标识；保持引流管引流通畅，观察并记录引流液的量、颜色及性状变化。

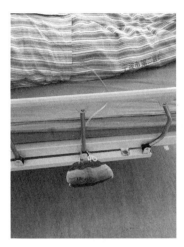

图2-4-1　妥善固定引流管

（4）疼痛护理。自控镇痛泵（PCA）连接输液管路,可持续自动给药。如患者切口疼痛加重,可按压开关一次。指导患者使用疼痛评估量表,鼓励患者表达疼痛。

（5）患者术后病情稳定后,鼓励患者有效咳嗽、咳痰,协助其翻身、拍背。指导患者做好口腔护理,保持皮肤清洁干燥。指导患者进行适当锻炼,及早下床活动,避免静脉血栓形成。

（6）患者禁食期间给予肠外、肠内营养,了解其肠蠕动恢复情况,根据患者的不同营养状况制订合理的营养方案。

四、出院指导)))

（1）术后3～6个月定期复查。如有不适,应及时就诊。

进行适当的运动和锻炼。

（2）指导患者进食低脂肪、高蛋白质、高维生素、清淡、易消化的饮食,忌油腻及高胆固醇饮食,少量多餐。

（3）定期复查,进行放疗、化疗等综合治疗。

第三章

甲状腺、乳腺肿瘤

第一节　甲状腺肿瘤

一、甲状腺腺瘤 》》

甲状腺腺瘤是最常见的甲状腺良性肿瘤,腺瘤周围有完整包膜。按形态学可以将甲状腺腺瘤分为滤泡状腺瘤和乳头状腺瘤。

1. 病因

甲状腺腺瘤的病因未明,可能与性别、遗传因素、放射线照射、促甲状腺激素(TSH)过度刺激、地方性甲状腺肿等有关。

2. 临床表现

多数患者无明显不适症状,常在体检时或无意间发现颈部肿块或结节,多为单发。结节表面光滑,边界清楚,包膜完整,无压痛,能随吞咽上下活动。腺瘤一般生长缓慢,但当乳头状囊性腺瘤因囊壁血管破裂导致囊内出血时,瘤体可在短期内迅速增大,伴局部胀痛,部分患者会出现颈部压迫感。

二、甲状腺癌 》》

甲状腺癌是头颈部较常见的恶性肿瘤,约占全身恶性肿瘤的1%,女性发病率高于男性。

1. 病　因

（1）原癌基因：研究表明,许多肿瘤的发生与原癌基因序列的过度表达、突变或缺失有关。

（2）电离辐射：甲状腺癌的发生与放射线因素具有相关性。

（3）促甲状腺激素：甲状腺的生长主要受促甲状腺激素（TSH）支配,它对甲状腺癌的发生也起着促进作用。现有研究证实,在甲状腺及其肿瘤组织中,均可检测到促甲状腺激素(TSH)受体的存在。

（4）其他：一些甲状腺增生性疾病,如腺瘤样甲状腺肿和功能亢进性甲状腺肿,分别有约5%和2%的患者合并甲状腺癌。多年生长的甲状腺腺瘤,偶可发生癌变。

2. 临床表现

甲状腺癌初期多无明显症状,仅在颈部出现单个质地较硬且固定、表面高低不平、随吞咽上下移动的肿块,多在体检时被发现。未分化癌肿块可在短期内迅速增大,并侵犯周围组织。晚期肿瘤除伴颈部淋巴结肿大以外,常因喉返神经、气管或食管受压而出现声音嘶哑、呼吸困难或吞咽困难等;常伴交感神经节受压而出现Horner征。

三、甲状腺肿瘤健康指导 》》

1. 术前指导

（1）一般护理：术前指导并督促患者练习颈过伸位体位（将软枕垫于肩部，保持头低、颈过伸位），以利于术中手术野的暴露，并指导患者做颈部固定、身体活动的练习。指导患者掌握正确的起床姿势，以适应术后的需要。起床时患者先将右手支撑在床边，以右手为支撑点，左手托在枕后，缓慢坐起。起床过程中颈部不要过度前屈或后仰，尽量保持不动。指导患者练习深呼吸，教其有效的咳嗽、咳痰方法。

（2）颈部功能锻炼：颈部功能锻炼于术前3天至1周开始。患者取仰卧位，双肩垫20～30厘米高的软枕，暴露颈部。每天两次，每次持续30分钟左右，并逐渐延长时间至1～2小时，以耐受手术时的颈部过伸体位。锻炼时确保患者无头晕、恶心等不适。行甲状腺癌颈部淋巴结清扫和伴有颈椎疾患的患者，宜术前一周开始颈部功能锻炼，循序渐进，幅度宜小，可从双肩垫10～20厘米高的软枕开始逐渐过渡。

（3）饮食护理：给予高热量、高蛋白质、高维生素、清淡、易消化的饮食，宜少量多餐，均衡饮食，增强营养，以提高患者手术的耐受力。

（4）心理护理：向患者说明手术的必要性、手术方法、术后恢复过程及预后情况。

（5）术前准备：术前晚保证患者充分休息和良好睡眠，必要时给予镇静催眠类药物，以保证患者身心处于最佳状态。为预防上呼吸道感染，保持口腔清洁，术前一日用漱口水漱口。

2. 术后指导

（1）一般护理：①体位。全麻术后去枕平卧6小时，待患者完全清醒后取半卧位，鼓励其早期下床活动。②饮食。患者病情平稳后，可从饮少量温开水开始，逐步过渡至半流质饮食及软食。

（2）病情观察：①监测患者的生命体征。②了解患者的发音和吞咽情况。③注意观察患者切口出血情况。术后出血多发生在术后48小时内，术后切口引流量不应超过100毫升。

（3）颈部负压引流管护理：妥善固定引流管，避免引流液过多等因素造成引流管滑脱。定时挤压引流管，保持持续有效的负压，观察并记录引流液的量、颜色及性状。若有异常，应及时通知医生。

（4）备气管切开包：对于接受甲状腺手术的患者，尤其是行颈部淋巴结清扫术的患者，床旁必须备气管切开包。甲状腺肿块较大、长期压迫气管的患者，术后可能因气管软化而出现窒息症状，故术后需严密观察患者的呼吸情况，一旦出现窒息，立即配合医生进行床旁抢救。若患者出现颈部血肿并压迫气管，立即配合医生床旁抢救，拆除切口缝线，清除血肿。

（5）甲状腺癌术后患者功能锻炼操:功能锻炼操见图3-1-1～图3-1-3。

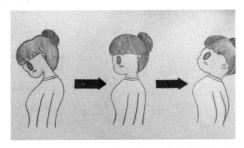

图3-1-1　低头和抬头:低头时尽可能下颌
贴近胸壁,抬头时头向后仰

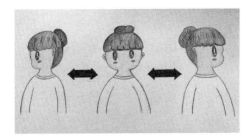

图3-1-2　转动颈部,左右转动接近90°

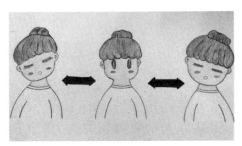

图3-1-3　左右屈颈,耳贴近肩头

（6）功能锻炼：患者出院后功能锻炼至少坚持3个月，并在出院后积极参加日常活动，以促进肢体功能的恢复。

（7）心理护理：根据患者术后病理结果，指导患者调整心态，配合后续治疗。

四、出院指导 》》

1. 复　查

一般术后1个月、3个月、半年分别复查一次。第1年每3个月复查一次，第2年每6个月复查一次。复查项目包括：游离三碘甲状腺原氨酸（FT_3）、游离甲状腺素（FT_4）、促甲状腺素（TSH）、甲状旁腺激素、超声、心率、血压、体重等。

2. 左甲状腺素钠片服药指导

患者按医嘱服用左甲状腺素钠片，并监测临床和实验室指标，一般不会出现不良反应。若剂量超过个体的耐受剂量或者过量服药，特别是治疗开始时剂量增加过快，则可能出现下列甲状腺功能亢进的临床症状，如心动过速、心悸、心律不齐、心绞痛、头痛、肌肉无力或痉挛、皮肤潮红、发热、呕吐、月经紊乱、假脑瘤（头部受压感及眼胀）、震颤、坐立不安、失眠、多汗、体重下降和腹泻等。如出现上述症状，患者应减少每日服药剂量或停药几天，待上述症状消失后，再重新开始药物治疗。左甲状腺素钠片服用方法：每日早餐前半小时服用。

3. 忌食的食物和药物

（1）含碘量高的食物：海产品，如海带、紫菜、鲜带鱼、干贝、海参、海蜇、海虾、海鱼、淡菜、苔菜等。

（2）含碘药物：西地碘片（华素片）、乙胺碘呋酮（胺碘酮）、卵磷脂络合碘片（沃丽汀）、含碘止咳药水、治疗支气管扩张的含碘制剂、复方碘液、碘化锌、碘含片、各种临床检查中的含碘造影剂、碘酒、碘附等。

（3）含碘中药：如海藻、昆布、香附、夏枯草、丹参、浙贝、玄参、连翘、川贝、木通、黄药子、龙骨、牡蛎等。

第二节　甲状旁腺肿瘤

甲状旁腺是人体内的一种内分泌腺体，可分泌甲状旁腺激素（PTH）。甲状旁腺激素是一种调节和保持人体正常血钙水平、在钙磷代谢中起主要作用的激素。甲状旁腺肿瘤可分泌大量甲状旁腺激素。以高血钙为特征的原发性甲状旁腺功能亢进症约有80%是由甲状旁腺腺瘤引起的，有3%～5%是由甲状旁腺腺癌引起的。

一、病　因))

　　甲状旁腺肿瘤的病因目前尚不清楚,部分患者系家族性多发性内分泌腺瘤(MEN),为常染色体显性遗传。MENⅠ型是人体第2对染色体 q13 等位基因的缺失导致的；MENⅡ型则是第10对染色体的基因缺陷导致的。最近的分子病理生理学研究发现,一些散发的甲状旁腺肿瘤也是由基因异常导致的,如在11号染色体上,与甲状旁腺激素有关的基因排列出现异常,或有等位基因丢失,提示肿瘤抑制基因失活或丢失,这可能与肿瘤的发生有关；甲状旁腺激素相关基因排列异常也可能形成一种癌基因(PRAD-1),从而导致甲状旁腺肿瘤的发生。

　　另外,有文献报道,有 11%～15% 接受颈部放疗的患者发生了良性或恶性的甲状腺或甲状旁腺肿瘤,提示放射线是甲状旁腺肿瘤的重要致病因素,但其致病机制还需进一步研究。

二、临床表现))

　　甲状旁腺肿瘤患者的主要症状和体征是由于高钙血症所致的,患者在相当长一段时期内可无临床症状。

1. 全身表现

　　(1) 神经、精神系统:轻者表现为抑郁或焦虑,严重者可引起精神失常,出现急性高血钙危象时甚至会发生昏迷。

（2）骨骼、关节及软组织：甲状旁腺激素具有破骨作用，患者会出现骨痛，病程稍长者可出现骨骼畸形、病理骨折以及身高变矮等，全身骨骼均可累及。关节系统的症状主要为关节疼痛。在 X 线平片上可见关节软骨有钙盐沉着。在肌肉系统方面，患者常有易疲劳及肌腱反射迟钝等表现，还可出现肌肉痛、小腿放任何位置均感不适等。

（3）泌尿系统：可出现高钙尿症，表现为多尿多饮。

（4）消化系统：主要表现为高钙血症诱发的消化性溃疡。

（5）心血管系统：以高血压较多见，在切除甲状旁腺肿瘤后，血压也未必能恢复至正常水平。

2. 局部表现

甲状旁腺腺瘤或腺癌初起均很小，不会引起局部症状，因而不易被发现。甲状腺腺瘤有时因包膜内出血，局部会有刺激、疼痛感。有的癌肿侵犯喉返神经，可引起一侧声带麻痹，导致声音嘶哑。

三、健康指导

1. 术前指导

（1）在手术前，护理人员应指导患者食用低钙食物，严禁进食牛奶或奶制品等高钙饮食。

（2）高尿钙以及高尿磷会导致患者出现多汗、多尿等症状，护理人员应嘱咐患者多喝水，补充适量水分，必要时可采取静脉补液的方式。

（3）对于伴有骨质破坏的患者,重点是防止骨折,嘱咐患者不要进行剧烈运动,不能提重物,上下床及去卫生间时动作要和缓,或有他人陪伴协助。当患者外出检查时,应安排专人用轮椅或推车接送。对于已有骨折的患者,应在骨科医师指导下进行相应的骨折护理,以免病情加重。对于长期卧床的患者,应防止发生压疮。对于骨痛者,可酌情给予镇痛药物。

2. 术后指导

（1）手术后,由于患者的甲状旁腺激素分泌减少或骨骼再次大量吸收血钙,造成血钙浓度突然降低,以致神经与肌肉的兴奋性提高,患者会出现抽搐、手足麻木、喉痉挛及窒息等情况,常在术后1～3天内发生,因此需要采取相应的预防措施。

（2）患者术后需要多进食高钙低磷食物,如水果、蔬菜、牛奶、豆制品、虾皮、芝麻等,并适量补充维生素D,以促进钙的吸收。

四、出院指导

1. 骨病护理

骨病的好转需要一定时间,甚至有些患者术后1～2年仍有可能发生骨折,故对于合并骨病的患者,既要鼓励其适当活动以促进骨质和肌力恢复,更要嘱咐其不要进行过多剧烈运动或体力劳动,以免发生骨折。

2. 泌尿系结石患者护理

合并泌尿系结石的患者可多饮水,以促使结石排出。但对于有较大结石者,需交代患者到泌尿专科进行治疗。

3. 恶性肿瘤患者护理

恶性肿瘤患者应定期随访,复查血钙、甲状旁腺激素、颈部超声检查或电子计算机体层扫描(CT),以监测病情,防止疾病复发。

第三节　乳腺癌

女性乳腺是由皮肤、纤维组织、乳腺腺体和脂肪组织组成的。乳腺癌是一种发生在乳腺上皮组织的恶性肿瘤。99%的乳腺癌发生于女性,男性仅占1%。

一、病因

乳腺癌的病因目前尚未完全清楚,研究乳腺癌及其危险因素,目的是寻找发病原因,监护高危人群,以期做到早发现、早诊断、早治疗,为乳腺癌的预防和治疗开辟新的途径。

多数学者认为,月经初潮早、第一胎生育年龄晚、绝经年龄晚、有乳腺癌家族史、有乳腺良性疾病史及乳腺癌患者的对侧乳腺是乳腺癌发病的高危因素。与乳腺癌相关的其他因素有婚育史、饮食、生活方式、肥胖、药物、精神因素和病毒感染等。乳腺癌发病为多种因素所致,可能是多种因素在一定条件下综合作用的结果,任何单一因素均不能解释乳腺癌的发病原因。

二、临床表现 》》

早期乳腺癌没有典型的症状和体征,不易引起人们的重视,常常在体检或乳腺癌筛查时被发现。以下为乳腺癌的典型体征。

1. 乳腺肿块

80%的乳腺癌患者因乳腺肿块首诊。患者常无意中发现乳腺肿块,肿块多为单发,质硬,边缘不规则,表面欠光滑。大多数乳腺癌为无痛性肿块,仅少数伴有不同程度的隐痛或刺痛。

2. 乳头溢液

非妊娠、哺乳期女性乳头流出血液、浆液、乳汁、脓液,或停止哺乳半年以上仍有乳汁流出者,称为乳头溢液。引起乳头溢液的常见疾病有导管内乳头状瘤、乳腺增生、乳腺导管扩张症和乳腺癌。单侧单孔的血性溢液应进一步检查,若伴有乳腺肿块则更应重视。

3. 皮肤改变

乳腺癌引起皮肤改变可出现多种体征,最常见的是肿瘤侵犯连接乳腺皮肤和深层胸肌筋膜的Cooper韧带,使其缩短并失去弹性,牵拉相应部位的皮肤,出现"酒窝征",即乳腺皮肤出现一个小凹陷,像小酒窝一样。若癌细胞阻塞淋巴管,则会出现"橘皮样改变",即乳腺皮肤出现许多小点状凹陷,就像橘子皮一样。在乳腺癌晚期,癌细胞沿淋巴管、腺管或纤维组织浸润到皮内并生长,在主癌灶周围的皮肤形成散在分布的质硬结节,即所谓"皮肤卫星结节"。

4. 乳头、乳晕异常

肿瘤位于或接近乳头深部,可引起乳头回缩。当肿瘤距乳头较远,乳腺内的大导管受到侵犯而短缩时,也可引起乳头回缩或抬高。乳头湿疹样癌,即乳腺Paget's病,表现为乳头皮肤瘙痒、糜烂、破溃、结痂、脱屑,伴灼痛,以致乳头回缩。

5. 淋巴结转移

在大医院收治的乳腺癌患者中,有1/3以上有腋窝淋巴结转移。初期可出现同侧腋窝淋巴结肿大,肿大的淋巴结质硬、散在、可推动。随着病情进展,淋巴结逐渐融合,并与皮肤和周围组织粘连、固定。晚期可在锁骨上和对侧腋窝触摸到转移的淋巴结。

三、健康指导 》》

1. 术前指导

向患者解释术前药物皮试、备皮、禁食、禁水的必要性，麻醉和手术方式及配合方法等。指导患者进行腹式呼吸、有效咳嗽及床上大小便等训练。在患者进入手术室前，再次检查报告单、胸带及术中用药等是否已准备好，并询问及检查患者是否有月经来潮，是否已取下首饰、隐形眼镜及义齿等。常规服用降压药的患者可遵医嘱按时服药(用一小口水送服)。常规注射胰岛素的患者应在手术当日停止注射胰岛素一次。

2. 术后指导

（1）功能锻炼：乳腺癌术后患侧胸部及腋窝皮肤减少，瘢痕挛缩，可引起患侧肢体活动受限；腋静脉分支切除、腋窝淋巴结组织清扫会造成该侧上肢静脉及淋巴回流障碍，进而出现上肢水肿等症状，此时患者须进行合理的术后功能锻炼。功能锻炼的原则为循序渐进、力所能及、持之以恒。以下是功能锻炼八步法的示意图(图中以右侧为患侧进行示例)。

①术后第1、2天:肘关节屈伸运动及握拳动作(见图3-3-1)。

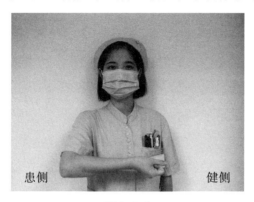

图 3-3-1

②术后第3天:健侧手协助患侧上肢做上抬动作,使患侧手上举,直到与头部相平(见图3-3-2)。

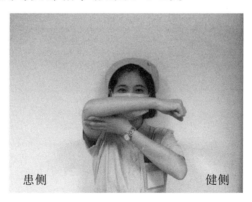

图 3-3-2

③术后第4天：健侧手捏住患侧手的大拇指，使患侧上肢做直臂抬高，直到健侧手超过头部（见图3-3-3）。

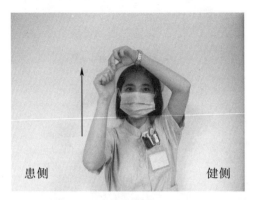

图3-3-3

④术后第5天：健侧手托起患侧肘部慢慢上举，使患侧手超过头顶，并尽可能使患侧上臂伸直（见图3-3-4）。

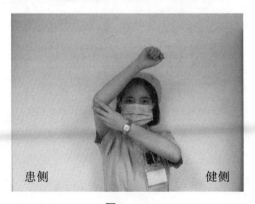

图3-3-4

⑤术后第6天：患侧手指尖顺着墙向上缓缓滑行，逐步升高（见图3-3-5）。

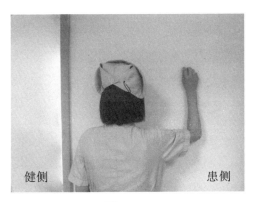

图3-3-5

⑥术后第7、8天：患侧手掌越过头顶，尽可能摸到对侧耳朵（见图3-3-6）。

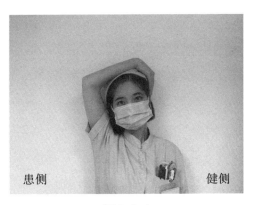

图3-3-6

⑦术后第9天：健侧手协助患侧上臂，以患侧的肩关节为轴心，做旋前、旋后圆周活动（见图3-3-7）。

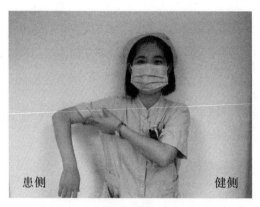

患侧　　　　　　　　　　　　健侧

图3-3-7

⑧术后第10天：试用患侧手举物体超过头顶（见图3-3-8）。

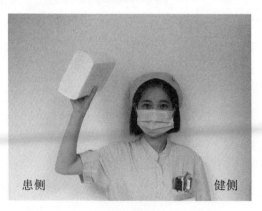

患侧　　　　　　　　　　　　健侧

图3-3-8

四、出院指导 》》

1. 性生活及生育指导

根据患者情况,及时解答和消除患者对于术后性生活的一些疑问和误区,如"性生活是否对患者身体有害""肿瘤是否会通过性生活传播"等。告知患者及家属,肿瘤不会通过性生活传播,适度、和谐、有规律的性生活不但对患者身体无害,而且可增强患者的自信心,调节其内分泌系统,有利于身体康复。对于有生育计划的患者,建议其与妇产科或生殖医学专家讨论,选择合理的妊娠时机。

2. 义乳的选择和佩戴

对于行单纯乳房切除或改良根治术的患者,在其伤口未愈合良好的情况下,建议和指导其选择佩戴合适的义乳,既可避免因长期身体重量不均衡而导致水肿、脊柱侧弯等情况的发生,亦可帮助患者保持良好的体形,树立患者的自信心。

3. 乳腺癌患者的心理护理

患者的情绪、心理状况与其诊疗情况、疾病阶段、年龄、生理阶段等个体状况息息相关,医护人员应在全面评估患者个体及家庭情况的基础上,给予其全程心理支持。医护人员应与患者和家属建立良好的沟通与信任关系,运用同理心,适度移情,调动患者调节自身情绪和心理状态的潜力。对于既往有精神疾患或有较严重抑郁,甚至有自杀倾向的患者,应及时转至心理科或精神科就诊。

五、患者的随访 》》

由于术后2～3年内乳腺癌的复发转移风险较高,因此规律的随访对及时了解患者病情和康复情况、评估辅助治疗的实施情况,以及评价用药疗效与不良反应有重要作用,有助于早期发现并及时控制疾病发展。

1. 随访频率

一般建议术后2年内每3个月随访一次,第3～5年每6个月随访一次,以后每年随访一次。

2. 随访内容

随访内容包括临床体检、乳腺X线摄影、超声、血常规及肿瘤标志物检查等,必要时还需要行骨扫描等相关检查,观察有无远处转移。单侧乳腺癌患者,一般建议对对侧乳房每12个月进行一次乳腺X线摄影。保乳术患者放疗后,患侧乳房每6～12个月进行一次乳腺X线摄影。在患者接受化疗及内分泌治疗期间,需结合用药情况,定期评估肝肾功能、骨密度等,以了解药物的不良反应。

第四节　　乳腺瘤

乳腺瘤是乳房常见疾病。女性乳腺组织本身就是凹凸不平的,许多女性自己发现的"肿块"只不过是正常乳腺凸起的部分,在月经来潮之前,这些凸起的部分会变得更加明显、更容易触及。

一、病　因

乳腺瘤的病因与内分泌状况、情绪、精神压力等因素有关。绝大多数乳腺肿块属于良性病变,如乳腺增生、乳腺纤维腺瘤、乳腺囊肿、导管内乳头状瘤、乳腺导管扩张症和乳腺结核等。

二、临床表现

1. 乳腺增生

乳腺增生患者常同时或相继在两侧乳房发现多个大小不等、界限不清的结节,结节可被推动。

2. 乳腺纤维腺瘤

乳腺纤维腺瘤多为单发,摸起来境界清楚,边缘整齐,表面光滑,且可活动。

3. 乳腺囊肿

乳腺囊肿是乳腺组织老化时形成的肿大的小叶,肿块是光滑的,且可移动。

4. 乳腺导管内乳头状瘤

乳腺导管内乳头状瘤患者常可在乳晕下或乳晕边缘触及一圆形、质地较软的肿物。肿物直径一般为 0.3~1.0 厘米,多数伴有乳头溢液。

5. 乳腺导管扩张症

乳腺导管扩张症又称浆细胞性乳腺炎,常以乳房肿块为首发症状,肿块边缘不整齐,表面欠光滑,多位于乳晕深处,大小常在 3.0 厘米以内。

6. 乳腺结核

乳腺结核初起时多为孤立结节,逐渐形成一个至数个肿块,边界不甚清楚,易与皮肤粘连。

三、乳房健康指导

定期的乳房自我检查有助于及早发现乳房病变。高危人群及乳腺瘤术后患者应每月进行一次乳房自我检查。检查时间最好在月经周期的第 7~10 天,或月经结束后 2~3 天。已经绝经的女性应选择在每个月固定的一天进行检查。此外,40 岁以上女性或乳腺癌术后患者每年还应进行钼钯 X 线检查。乳房自我检查的方法如下。

1. 视 诊

站在镜前,充分暴露乳房,两臂放松垂直于身体两侧,向前弯腰或双手上举置于头后,观察双侧乳房的大小和外形是否对称,有无局限性隆起、凹陷或皮肤橘皮样改变,有无乳头回缩或抬高等。

2. 触 诊

乳房较小者平卧,乳房较大者侧卧,肩下垫软薄枕或将手臂置于头下进行触诊。将一侧手的示指、中指和无名指并拢,用指腹触摸对侧乳房,要有一定的压力。从乳房外上象限开始,按逆时针方向进行检查,依次为外上、外下、内下、内上象限。然后检查乳头、乳晕,观察乳头有无溢液。最后检查腋窝有无肿块。若发现乳房肿块和乳头溢液,应及时去医院做进一步检查。

第四章

管道护理

第一节　三腔喂养管

一、三腔喂养管简介

　　三腔喂养管是一种可以在胃肠减压的同时进行肠内营养的管饲器械（见图4-1-1）。胃癌患者术前常伴有营养不良及免疫功能低下，而术后创伤、禁食等也会使患者的恢复延迟。三腔喂养管有以下双重功能：减压腔放置在胃中，可进行胃肠减压；喂养腔放置在空肠内，可进行肠内营养。三腔喂养管对人体无明显刺激，可在体内保留2个月。

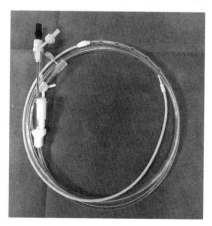

图4-1-1　三腔喂养管

二、三腔喂养管的放置方法 》

盲插时，从患者一侧鼻孔插入胃，将空肠喂养管通过胃镜引导过幽门，直至屈氏韧带以下20～30厘米，或在术中放置，将营养管放于吻合口远端20厘米处，然后妥善固定。

三、三腔喂养管的护理 》

1. 保持肠内营养管路效能

妥善固定导管。每天查看三腔喂养管是否移动及胶布粘贴情况，随时更换胶布，并做好记录及交接工作。防止肠内营养管路误接入胃肠减压管或压力调节管而引起反流误吸。

2. 心理护理

向患者及家属介绍三腔喂养管的作用、可能引起的不适和留置时间，使患者及家属了解导管的重要性，消除其紧张、恐惧情绪。在进行肠内营养时，向患者讲解肠内营养的作用、方法和时间，及时与患者沟通，取得患者的配合。

3. 观察腹部症状

每天密切观察胃肠减压管吸出胃液的性状及量，观察患者有无腹胀。观察胃管抽吸出的胃液颜色和性质。

4. 做好基础护理

禁食和鼻腔置管会导致患者唾液分泌减少，口鼻黏膜干燥,故应每天给患者口腔护理2次,并予温开水漱口,使患者口腔保持清洁、舒适。同时,每天给患者雾化吸入2次,以缓解患者咽喉部疼痛,促进痰液稀释。此外,还需告知患者采用口腔分泌呼吸法,每天2次。

5. 并发症的观察及护理

（1）胃肠道反应:保持营养液温度在适宜范围,以免患者发生腹泻。每天在给予肠内营养前要评估患者的舒适程度、三腔喂养管留置位置及胃肠减压管吸出胃液的性状、量,每4小时评估一次。患者宜取低坡卧位或半卧位。

（2）管道堵塞:三腔喂养管堵塞的常见原因有肠内段反折及营养液阻塞等。对于营养液阻塞,护理上以预防为主,在患者输注营养液前后及输注营养液4～6小时后,均给予30～50毫升温开水冲洗喂养管腔,以防止发生管道阻塞现象。如输注不畅,首先需查明原因,在排除造成营养液阻塞的原因后,用注射器向外低负压抽吸。若无效,予拍X线片明确导管位置,切勿盲目插入导丝疏通管腔。

（3）感染:感染的主要原因是护理人员操作不规范,导致营养液或输注管路被污染。其次,输注管路冲洗不及时、管路接口处营养液残留、营养液在空气中暴露时间过长等,均会造成营养液细菌污染。因此,护理人员需严格执行无菌操作,及时按要求冲洗三腔喂养管管腔,及时输入营养液,每天更换一套静脉营养输注管路。

（4）误吸：是肠内营养治疗过程中较严重的并发症，应重点预防。在输注营养液时，患者取低坡卧位或半卧位，输注前观察胃肠减压管吸出胃液的性状及量。如胃液中有营养液吸出，说明营养液有反流，应引起重视；同时，减慢输注速度，防止因反流发生误吸，致吸入性肺炎。

6. 监测营养代谢及水电解质变化

患者在肠内营养治疗期间可能出现电解质、营养代谢紊乱，故应准确记录患者24小时液体出入量，以判断患者的出入量是否平衡；定时监测患者血电解质、肝肾功能、血糖、血常规，以及测定氮平衡，评价肠内营养治疗的效果。

第二节 肠梗阻导管

一、肠梗阻导管简介 》》

肠梗阻导管是用保守性疗法积极地对肠梗阻进行改善和治疗时需要使用的一种导管（见图4-2-1）。导管插入梗阻部位的直接上部进行吸引减压，可以将患者咽下的空气和肠道中的食物吸引并排出，从而解决梗阻症状。

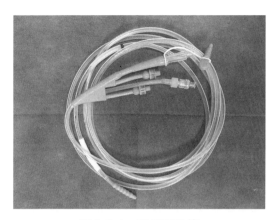

图4-2-1 肠梗阻导管

二、肠梗阻导管的放置方法

　　通过胃镜引导,将导管放置在梗阻部位,并妥善固定导管。首日置管长度为100～130厘米,之后每日下滑5～50厘米,最终滑入长度为210～280厘米。将导管用胶布固定于耳廓,鼻孔与耳廓间要留有足够长度(10～20厘米)。每日在靠近患者鼻部导管处滴少量液状石蜡,以利于肠梗阻导管随肠蠕动向下滑动。若外接负压球,则应及时倾倒引流液,防止引流液过多使导管脱出。导管置入成功后立即接上一次性负压引流袋,记录导管鼻腔外的长度。用绳子打活结将导管固定于患者耳廓后,鼻孔与活结间留有5～10厘米长度,以便于肠梗阻导管随着肠蠕动向下滑动。

三、肠梗阻导管的护理 》》

1. 病情观察

观察并记录引流肠液的量、颜色、性状及引流速度。引流量＝吸引量－冲洗量(吸引量一定要大于冲洗量)。在冲洗过程中每小时听诊肠鸣音。注意患者腹部体征、生命体征,每日固定时间听诊肠鸣音、测量腹围。常规每3天监测一次血生化全套及血常规,以及时发现出血、肠穿孔、腹腔感染等并发症。

2. 生活护理

患者在置管期间应保持口腔清洁,防止细菌滋生,口腔护理每天2次,口唇干燥时可用温开水湿润。及时清理鼻腔分泌物,拍背咳痰每天2次,以防止肺部感染。由于置管导致患者咽喉疼痛不适的,可给予雾化吸入每天2次,以减轻不适。

3. 体位与活动

健康状况允许的患者最好取半卧位,每天下床适量活动,每次15～20分钟,每天4～6次。下床活动可促进患者肠蠕动,有利于导管达到、通过梗阻部位。

4. 安全护理

在置管期间患者可能发生的意外包括导管脱出、导管破裂或断裂、导管胃内打结、导管阻塞、气囊破裂等。主要的护理措施包括患者取半坐卧位,防止导管打折、扭曲;护理人员每班记录患者鼻腔外导管的长度,并在交班时对此内容进行交接。及时倾倒负压引流袋内容物,防止引流液过多、过重使导管脱出。嘱患者床上翻身勿用力过猛,避免造成气囊移位或破裂。加强对患者的陪护,防止意外拔管的发生。切勿使用止血钳等器械用力夹闭管道,以免管壁破损,可使用附带的封止塞夹闭或开放管道。

5. 保持引流通畅

肠梗阻导管治疗过程中保持持续负压吸引至关重要。每天密切观察引流是否通畅并记录引流液的量、颜色及性状,及时倾倒。如24小时内引流量少于600毫升或者引流物十分黏稠,则应及时予以冲洗。

6. 营养支持

由于肠液大量丢失、禁食、禁饮等原因,肠梗阻患者易出现水电解质紊乱和酸碱平衡失调,因此对肠梗阻患者应常规给予营养支持。早期营养支持以肠外营养为主,后期经肠道减压后,患者逐渐恢复肛门排气,可经肠梗阻导管给患者鼻饲营养制剂。营养制剂可从250毫升葡萄糖开始,逐渐过渡到短肽,直至全营养素。此外,液体量也可逐渐增加。在营养支持期间,应注意观察患者腹部体征和肛门排气情况。

7. 心理护理

置管后,几乎所有的患者都会存在不同程度的咽喉部疼痛不适,疼痛往往给患者生理、心理造成双重影响。在护理过程中,应注意缓解患者的紧张、焦虑情绪,使其配合治疗。

8. 拔管护理

在患者临床症状缓解、肛门排气后,可停止负压吸引。指导患者进食,继续观察患者有无肠梗阻症状。若观察1周未发现梗阻症状,腹部平片显示无肠管积气及液气平面,则提示梗阻已解除,可遵医嘱拔出肠梗阻导管。拔管时先抽出气囊内蒸馏水,然后匀速缓慢拔出导管,以免一次拔出过快而牵拉肠系膜,从而引起患者腹痛不适。

第三节　经外周静脉穿刺中心静脉置管

经外周静脉穿刺中心静脉置管(PICC)指将一根细而柔软的静脉输液导管(见图4-3-1),通过患者一侧手臂的肘部或上臂的静脉置入,然后将导管沿着静脉向前走行,最终到达接近患者心脏的大血管内的置管方法。

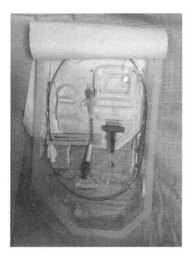

图 4-3-1　PICC 导管

一、PICC 导管的优点

1. PICC 导管可用来输注药物、输血、抽血,避免反复穿刺患者外周静脉,因而可以保护患者的外周静脉,并避免各类药物刺激外周静脉血管内膜,减少患者的痛苦。

2. 与传统中心静脉导管相比,PICC 导管可降低颈部、胸部、腹股沟部位置管发生严重并发症的可能,如气胸、血胸、下肢静脉血栓形成等。

3. 如在留置期间不出现并发症,则 PICC 导管预期可留置的最长时间为1年。

二、PICC 导管留置期间可能出现的并发症))

1. 堵 管

血液或药物沉淀可造成导管堵塞,对于处理后不能再通者,需要将导管拔除。

2. 血栓形成

患者凝血系统异常可造成局部或全身血栓形成,血栓形成的发生率为2%～5%。如血栓形成,则需遵医嘱进行溶栓等处理。

3. 感 染

在PICC置管期间,患者可能出现局部或全身感染。一旦出现感染,为了患者安全,通常会将导管拔除。

4. 导管破损或断裂

导管局部反复反折、触碰利器、老化等可造成导管破损或断裂。

5. 静脉炎

机械性摩擦、内膜损伤等可造成静脉炎,表现为穿刺静脉出现红肿、疼痛或条索状改变。

6. 渗液、渗血

穿刺点可能出现渗液、渗血。

三、PICC 导管维护

在 PICC 置管后,对导管的维护很重要。规范的维护可以及时发现问题,尽早解决问题,避免并发症的发生。PICC 导管维护有如下要求。

1. 维护人员

需由经过培训的医护人员进行导管维护。

2. 维护地点

选择就近的省、市级医院或县级医院。

3. 维护频率

最长维护间隔时间不能超过 7 天,可根据具体情况或季节变化来调整维护间隔时间。

4. 维护内容

维护内容包括冲管、封管,更换贴膜和肝素帽或正压接头(见图 4-3-2 和图 4-3-3)。

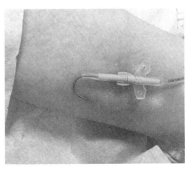

图 4-3-2　PICC 导管维护

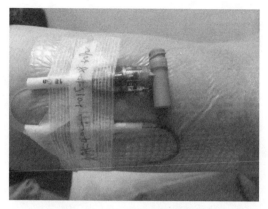

图4-3-3　PICC导管固定

五、PICC置管期间患者的自我护理)))

1. 穿刺部位应保持清洁、干燥。透明敷贴应在导管置入48小时后更换，以后每周更换一次；贴膜松脱、卷边或潮湿的，应及时更换。

2. 患者如出现皮疹，不能使用透明敷贴时，可使用无菌纱布外加胶带或绷带进行固定，更换间隔时间不超过48小时。

3. 若发现导管内有回血，应及时去医院冲管，以免造成导管堵塞。

4. 滑出体外的导管切勿再送入体内。

5. 避免在置管侧上臂测量血压，并且不能在置管上方行静脉穿刺。

6. 可以使用常规的微量注射泵进行给药,严禁使用高压注射泵通过 PICC 导管推注造影剂(如在行 CT 或 MRI 检查时),但耐高压导管除外。

7. 严禁使用 10 毫升以下的注射器推注药液和进行导管维护。

六、日常生活注意事项

1. 置管侧手臂可进行日常工作和活动,如手臂弯曲、伸展、做饭、扫地等轻体力劳动。宜多做握拳运动(见图 4-3-4)。

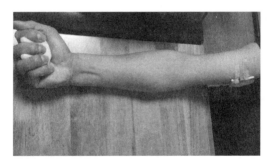

图 4-3-4　做握拳运动

2. 更换衣物时要注意避免将导管勾出或拔出,可将袜子改做成保护套(见图 4-3-5)来保护导管。穿衣时,先穿患侧衣袖,再穿健侧衣袖;脱衣时,先脱健侧衣袖,再脱患侧衣袖。

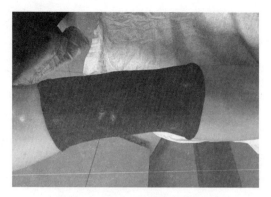

图4-3-5 将袜子制作成保护套

3. 避免过度活动,如提重物(>2.5千克)、用力搓衣服、引体向上、俯卧撑、托举哑铃、抱小孩、拖地板、挂拐杖、大幅度甩手,或置管侧手臂长时间当作枕垫等。起床时不要用置管侧手臂用力支撑着起床。乘公交车时不要用置管侧手臂拉环等。

4. 避免长时间做屈肘动作,如玩手机、游戏机等。避免弯腰拾物。

5. 衣袖宜宽松,不可过紧。可以在衣服的袖子上安装拉链或钉上纽扣,以便操作和观察置管情况。

6. 置管期间不可盆浴、游泳,可擦身、淋浴,但需注意防止水进入贴膜,以免导管脱出或发生感染。一旦出现上述情况,应及时维护。

7. 淋浴时,需要进行防护。方法为:可用保鲜膜在置管处绕2~3圈,并用胶布封闭上下缘,然后用干毛巾包裹,毛巾外再用保鲜膜绕2～3圈。淋浴时置管侧手臂旁举,避免水淋到穿刺部位,沐浴后更换贴膜。使用专用保护贴膜。

七、如出现以下问题,需及时来院就诊 》》

1. 导管堵塞。

2. 穿刺点渗液、渗血,且按压无效。

3. 穿刺部位或沿静脉走向出现红、肿、热、痛症状,且有脓性分泌物。

4. 置管侧手臂麻木、疼痛,手臂肿胀,臂围增加超过2厘米。

5. 导管脱出、回缩、破损或离断。如导管离断或破损,则将体外部分的导管在破损处上方反折后用胶布固定,防止导管尾端回缩至体内,并立即到医院做进一步处理。

6. 不明原因的发热,体温＞38℃。

7. 不明原因的呼吸困难。

第四节 鼻肠管

一、鼻肠管简介 》》

鼻肠管是一种不透X线的聚氨酯管,在X线下可显影,长度为 145 厘米(见图 4-4-1)。在盲插过程中,鼻肠管通过引导钢丝被伸直,置入胃内后取出引导钢丝;8～12 小时内,在胃肠动力正常的情况下,鼻肠管可在胃肠动力作用下自行通过幽门,也可在内镜帮助下通过幽门。鼻肠管可将营养液直接输送到患者肠道内,有助于改善患者的营养状况,并促进肠道运动,维护肠道的完整性,减少细菌移位。

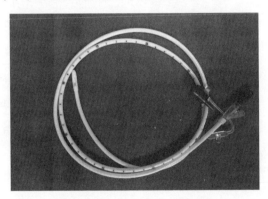

图 4-4-1　鼻肠管

二、鼻肠管的置管方法

患者取半坐位或半卧位,测量鼻肠管插入长度(取胸骨剑突至鼻尖再至耳垂的距离,再加 10～15 厘米)。标记好该长度在鼻肠管上的位置,向鼻肠管腔内注入约 20 毫升生理盐水,以激活引导钢丝表面的润滑剂。将引导钢丝插入鼻肠管内,使螺旋形的鼻肠管头部伸直。鼻肠管头部蘸少许生理盐水,激活其表面的润滑剂,然后将鼻肠管从患者鼻腔缓慢插入。插至咽喉部时,嘱患者做吞咽动作,以便于管子顺利进入食管。当插至标记长度时,用空针抽吸出胃液,向管子中注入10毫升生理盐水,然后小心撤出引导钢丝。于鼻腔外管道30厘米处用胶布固定于患者耳垂下方,使管道保持自然弯曲、松弛状态。由于鼻肠管材料具有特殊的螺旋记忆性能,因此其远端可自行恢复螺旋状。在胃内8～12小时后,鼻肠管在胃蠕动作用下可自行通过幽门进入十二指肠和空肠。插管24小时后行X线摄片,以证实鼻肠管前端到达空肠上段,然后用胶布将其固定于患者鼻孔下方,防止滑脱。胃癌患者通常存在胃肠麻痹,故会出现螺旋胃管无法自行到达空肠的情况。此时,行X线下放置螺旋胃管不失为一种好方法。此外,鼻肠管还可以在胃镜下放置。

三、鼻肠管护理

1. 妥善固定

（1）术前向患者宣教留置鼻肠管的意义,告知患者鼻肠管很细,留置时虽会有轻微不适,但可以耐受;术后应配合医生和护士保留好鼻肠管,不要随便拔出。

（2）鼻肠管及胃管分别予妥善固定。观察鼻肠管的深浅度,在鼻肠管插入鼻孔处做标记。要求每4小时检查一次插管的位置,测量外露部分的长度,做好记录;同时回抽液体,以确保鼻肠管在肠道内。固定在鼻翼上的胶布每日更换一次,如胶布出现潮湿、脏、脱落等情况,应及时更换。

（3）避免鼻肠管牵拉、扭曲、折叠、受压,将体外游离端卷曲固定于患者颈部,以便于患者活动,并减少管道体外段被牵拉脱落的可能。鼻肠管要保持足够的长度,以保证患者有足够的活动空间。告知患者在卧床、翻身时避免挤压鼻肠管。

（4）鼻肠管打折部位常见于鼻腔和胃内段。若出现打折,可用导丝将导管伸直,或在透视下将导管拉直。若鼻肠管在胃内打结,则需在透视下用导丝试行解开。如不成功,则应拔出。

（5）拔除鼻肠管时动作要轻柔、缓慢。

2. 预防营养液沉淀

（1）及时冲管:营养液沉淀是可以预防的。沉淀产生最常见的原因是经导管给药时冲洗不充分。定时用温开水冲管是一种最简单和有效的预防方法。此外,在每次抽吸检查胃残液后,也应冲洗鼻肠管。每次饲入食物前后均需用20毫升注射器吸取20毫升温开水,脉冲式注入管腔,再向管腔内注入20毫升温开水,并夹管,将冲洗液保留于鼻肠管腔内。

（2）防止营养液过于黏稠:给予黏性较大的营养液或肠内营养速度较慢时,宜使用输液泵持续输注,以保证输注速度恒定。输注期间应每4小时冲洗鼻肠管一次。

（3）药物鼻饲:饲入药物时,应将药物充分研磨、碾碎,使其呈粉状,待溶解后可直接注入。注药前后用20毫升温开水冲洗管腔,以免药物和营养液在管腔内凝结成块,造成堵管。不同药物应分开注入,给药前先用20毫升温开水冲洗鼻肠管;每注入一种药物后用10毫升温开水冲洗一次,在全部药物注入后再注入20毫升温开水。不能将不同的药物混合在一起或与配方饮食混合在一起灌注。如注入的是口服钾,其易与营养液发生反应形成凝块,故应先用温开水冲管,然后注入药物,再用温开水冲管,以免堵管。给药的操作顺序如下:停止营养液滴注→冲洗→给药(液体形式)→再冲洗→重新开始营养液滴注。

3. 堵管的解决方法

一旦导管发生堵塞,应尽快处理,以提高再通率。只要及时冲管,一般管道可疏通。若不能疏通,也不可强力冲管,以免造成导管破裂。通常可用温开水行压力冲洗,也可与负压抽吸交替进行,同时用手反复挤捏体外部分的管道。此外,用50℃左右的热水通过注射器加压冲洗营养管,利用营养管遇热扩张及热水对营养素的溶解作用也可使堵塞解除;或用碳酸氢钠、尿激酶溶液冲洗管道,有助于管内蛋白和纤维凝块溶解。如仍不通畅,则需用特制的导丝插入营养管进行疏通,动作要轻柔,避免穿破营养管。此法效果良好,但再通后的营养管必须增加冲洗次数,防止再发生堵塞。

第五节 "T"形引流管

一、"T"形引流管简介

　　胆道疾病是临床多发病、常见病,一般在胆道手术后常规给患者放置"T"形引流管(简称"'T'形管",见图4-5-1)。放置"T"形引流管是普外科术后有效进行胆道减压、充分引流、预防术中结石残留、防止胆漏和术后胆道狭窄的常规术式,能有效预防患者因手术创伤而引起的胆道水肿、缝合口胆汁外漏引起的胆汁性腹膜炎、膈下脓肿等并发症。

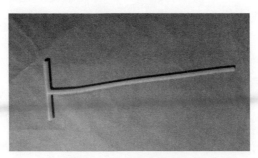

图4-5-1 "T"形引流管

二、"T"形引流管护理 》》

1. 固　定

"T"形管一端位于肝管,另一端位于十二指肠,自腹壁穿出后用缝线固定于腹壁上,再用胶布进行固定。患者术后返回病房后需查看"T"形管固定情况,用腹带包扎手术切口以固定"T"形管。在固定"T"形管时,外露长度不宜太短,需适合患者翻身活动,防止因患者翻身、起床活动牵拉而造成"T"形管脱落。

2. 评估记录

按《管道安全护理制度》要求,做好红色高危导管标识。正确评估"T"形管是否通畅、固定情况、局部情况、引流情况、护理措施(包括宣教内容)等,至少每4小时评估一次,发现情况异常则随时进行评估。

3. 有效引流

引流袋可采用抗反流引流袋。按照无菌操作要求每周更换一次,以减少因操作而引起的感染。患者活动时引流袋的位置应低于腹部切口的高度,平卧时不能高于腋中线。避免"T"形管扭曲、受压、折叠,定期从引流管近端向远端挤捏(见图4-5-2),防止管道被胆泥或血块堵塞。

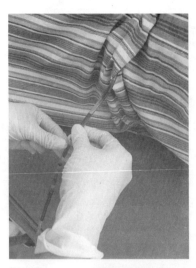

图4-5-2　定期挤捏引流管

4. 评估记录

（1）观察引流液的量、颜色及性状变化，如有无出血、浑浊等，必要时将引流液送检进行细菌培养。

（2）正常胆汁色清亮，呈黄色或黄绿色（见图4-5-3）。术后24小时内胆汁的引流量为300~500毫升，恢复饮食后可增加至600~1000毫升，以后逐渐减少至每日200毫升左右。

（3）如引流量突然减少或无胆汁引流出，则提示可能管腔发生堵塞，护理人员应协助医生做好冲洗工作。患者术后5~7天禁止冲洗引流管，如发生堵塞，在术后1周可用生理盐水进行低压冲洗。

（4）如患者出现发热,腹痛加重,腹部有压痛、反跳痛等腹膜刺激征,则提示患者可能发生了胆漏,应立即汇报医生,进行处理。

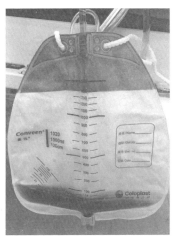

图4-5-3 胆汁引流

三、拔 管

一般"T"形管的放置时间为10～14天。患者基本康复,体温正常,黄疸消失,"T"形管引流出的胆汁颜色正常,引流量逐渐减少至每天200毫升,此时可考虑拔管。对于癌症、糖尿病、年老体弱、低蛋白血症、肝硬化腹水等患者,应延迟至6周左右拔管。在拔管前,先试行夹管1～2天。如夹管期间患者无异常反应,行"T"形管逆行胆道造影,造影后立即开放"T"形管,充分引流造影剂24小时后再次夹管1～2天,患者无异常反应后可考虑拔管。

拔管后嘱患者平卧,观察伤口渗液情况,以及有无发热、腹痛、腹胀等症状。在"T"形管拔出后,窦道一般在1～2天内可自行闭合。

四、带"T"形管出院

告知患者带"T"形管出院的目的,强调"T"形管引流的重要性,指导患者及家属做好"T"形管护理;告知患者如出现腹痛、发热、黄疸、引流管脱出、引流液异常等情况,应及时就诊。

第六节　经皮肝穿刺胆道引流管

经皮肝穿刺胆道引流(PTCD)是指当胆道发生梗阻时,在超声或X线引导下,用穿刺针经皮、经肝穿刺入梗阻上游的扩张胆管,注入造影剂,使胆管显影,穿刺成功后将穿刺导管留置在梗阻上游的胆管内做引流的技术。PTCD用于肝、胆、胰恶性病变(如胆管癌、胰头癌)或良性病变(如胆总管结石)等引起的肝外胆道梗阻,临床出现黄疸的患者的诊治。PTCD可行胆道内或胆道外胆汁引流,是目前治疗阻塞性黄疸最常用的介入方法,能有效缓解胆道梗阻,减轻黄疸,为患者下一步的治疗提供有利条件。

一、健康指导

1. 术前指导

（1）心理指导:向患者和家属细致说明行 PTCD 穿刺的意义、目的和配合方法。请其他患者现身说法介绍 PTCD 穿刺的效果。耐心听取患者的顾虑,消除其紧张情绪,帮助患者树立战胜疾病的信心。

（2）常规术前检查:协助患者完成血常规、凝血功能、肝功能、心肺功能、胆道磁共振成像（MRI）等检查。

（3）饮食指导:建议患者进食低脂、易消化、刺激小的半流质食物。检查前一晚禁食禁水 8～12 小时。

（4）改善全身状况:患者术前如有感染,应及时使用抗生素治疗;如有凝血功能异常、血清白蛋白水平低下、胆红素水平异常增高等,应遵医嘱输注血浆及补充白蛋白、维生素 K 等护肝综合治疗。

（5）练习深呼吸:指导患者练习深呼吸,以便患者在术中通过深呼吸来缓解紧张、恐惧的心理,配合医生进行手术。

2. 术后指导

（1）休息与饮食:患者术后需卧床 24 小时,持续心电监护,密切监测患者生命体征变化。术后禁食禁水 1 天,第 2 天给予清淡、易消化的流质食物,少量多餐,可进食米汤、菜汁等;2～3天后给予低脂、富含优质蛋白质以及钾、镁、钙等微量元素的食物,如豆类、蛋羹、新鲜蔬菜等。

(2)防止导管脱出指导:指导患者应从引流管侧上下床;翻身时动作应缓慢,且不可用力;定期检查引流管口缝线有无脱落,可外贴无菌敷贴加以保护。对于躁动不安的患者,应采取必要的防护用具,防止导管脱出。

(3)防止逆行感染指导:当患者取坐位,或站立、行走时,引流袋不能高于引流管口,可将引流袋拎在手上,手臂自然下垂或由他人协助,防止引流液逆流而引起胆道感染。建议患者取坐位或斜坡卧位,平卧时引流管的远端不能高于腋中线(见图4-6-1～图4-6-4)。

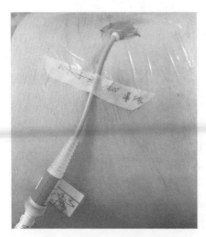

图4-6-1　PTCD管高危标识

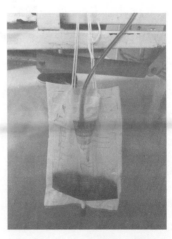

图4-6-2　正确悬挂引流袋

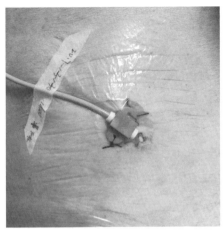
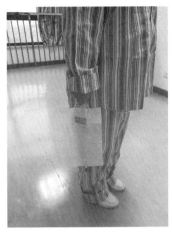

图4-6-3　置管处固定　　　图4-6-4　站立时引流袋位置

（4）引流液观察：保持引流管通畅，定期将引流管的近端向远端挤捏。正常成年人每日胆汁分泌量为800～1200毫升，呈黄绿色，色清亮，无渣。若胆汁量突然减少或无胆汁引流出，则可能是引流管阻塞、受压、折叠等而导致引流不畅；若引流量每日超过1200毫升，则应观察患者电解质、肝功能等情况，按照医嘱及时对症处理。

（5）并发症观察：密切观察患者腹部体征及病情变化，注意引流液的量、颜色和性状变化。预防出血、继发感染、胆漏、腹膜炎、术后气胸等并发症的发生。

二、出院指导)))

1. 患者出院后每月门诊复查一次。定期检查肝功能、电解质、血常规等。

2. 保持心情愉快,注意休息,避免劳累。

3. 建议进食低脂肪、易消化、含优质蛋白质的食物,忌饱餐,戒烟酒。

4. 保持引流管处敷料干燥、清洁,教会患者定期检查引流口缝线。如伤口纱布脱落,应及时来门诊更换。

5. 防止管道脱出。若PTCD管脱落,或患者出现腹痛、发热、黄疸等症状,则应立即就诊。

第七节　颈部负压引流管

颈部负压引流管由硅胶引流管和手雷式引流容器组成(见图4-7-1)。引流管距顶端15厘米处开设多个小侧孔以利于引流。引流管长度为1米左右,质地柔软,能减轻对置管部位的刺激,缓解疼痛。引流管带X线显影标记线,可在X线下清晰显影。使用颈部负压引流管的主要目的是引流甲状腺窝的积血和积液。颈部负压引流管护理事项如下。

1. 保持术后引流管通畅

一般术后1～2小时挤压一次引流管,以确保负压引流管保持在有效负压状态。

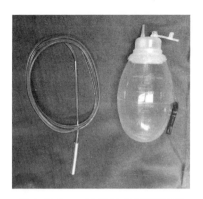

图4-7-1　一次性体外引流系统

2. 做好引流管的固定

妥善固定引流管，防止其脱落，可用夹子将其夹在衣服上（见图4-7-2）。活动时避免拽、拉引流管。引流液的量大于100毫升时，及时倾倒引流液，避免出现重力作用引起的负压改变和非计划性拔管。

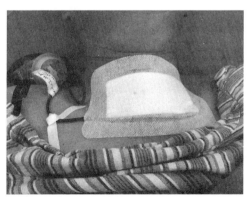

图4-7-2　术后患者颈部负压引流管固定

3. 观察引流液的量和性状

观察引流液的量、颜色及性状；观察患者颈部切口有无活动性出血或血肿形成，及血肿是否压迫颈部。

4. 保持无菌密闭

严格无菌操作，保持引流系统密闭，防止漏气后引流管脱落造成逆行感染。

5. 拔管指征

拔管时间通常视引流量而定，一般术后48小时常规拔管，置管时间最长不能超过1周。在引流管拔除后，适当按压引流管周围的皮肤，以排出皮下积血。

第五章

微创治疗

第一节 经颈静脉肝内门体静脉内支架分流术

经颈静脉肝内门体静脉内支架分流术（TIPSS）是采用特殊的介入治疗器械（见图5-1-1），在X线透视导引下经颈静脉入路，建立肝内的位于肝静脉及门静脉主要分支之间的人工分流通道，并以金属内支架维持其永久性通畅，达到降低门脉压力、控制和预防食管胃底静脉曲张破裂出血、促进腹水吸收等目的的技术。

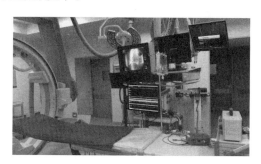

图5-1-1　介入治疗器械

一、TIPSS 的适应证

1. 门静脉高压症伴食管胃底静脉曲张破裂出血（含急性

大出血）。

2. 反复发作性静脉曲张破裂出血，且经内科治疗无效者。

3. 门静脉高压症致顽固性腹水。

4. Budd-Chiari综合征。

5. 肝移植术前的过渡治疗。

二、TIPSS的禁忌证)))

1. 绝对禁忌证

右心衰竭伴中心静脉压升高、肝脏多囊性病变、严重肝功能损害、巨大肝癌侵犯肝门，这些可能妨碍内支撑器的放置。

2. 相对禁忌证

肝内或全身急性感染、严重肝性脑病尚未得到有效控制、门静脉血栓形成者。

三、健康指导)))

1. 术前指导

（1）协助患者完成血常规、凝血功能、肝、肾等重要脏器的功能检查，以及血型、备血。

（2）术前皮肤准备、药物过敏试验，以及禁食。

（3）心理护理。

2. 术后指导

（1）穿刺部位的观察及护理：穿刺点加压包扎，患者卧床休息12～24小时，以免内支架移位和腹压增高而导致穿刺口出血。

（2）病情观察：观察患者生命体征、神志、精神状态及腹水变化。定时检查血常规、出凝血时间、电解质、肝功能、肾功能，以便早期发现内出血、感染、肝性脑病等。

（3）饮食：术后禁食6小时，如无不适，可给予患者低蛋白质半流质饮食。对于肝功能异常者，需限制蛋白质摄入。

（4）输液部位：将静脉通道建立在左上肢时，在患肢制动的12小时内，患者的左下肢可以稍作活动，并协助身体稍微离开床面，以缓解长时间平卧带来的不适感。

（5）抗凝治疗：这是TIPSS术成功的关键，目的是预防分流道血栓的形成。抗凝期间密切观察患者皮肤、黏膜有无出血点，观察大小便颜色有无异常。

（6）并发症肝昏迷的观察与护理：加强巡视，观察患者神志。嘱咐患者保持大便通畅，限制蛋白质的摄入。

四、出院指导

1. 患者需要静养，充分休息，不可从事重体力活动，切勿用力排便。

2. 患者需要长期服用华法林，其作用是维持患者肝脏内的支架血流持续通畅,不发生堵塞。部分患者在服用华法林后会出现胃部隐痛、不适感,这时可以服用奥美拉唑,以减轻胃部不适。此外,部分患者还会出现牙龈出血,如只是少量出血,无须特殊处理;如出血量较大,则应及时到门诊复诊。

3. 患者应继续治疗肝脏原发疾病,如乙肝患者应继续抗病毒治疗;原发性胆汁性肝硬化患者应服用熊去氧胆酸;酒精性肝硬化患者应戒酒等。这样可以改善患者的肝脏功能,延缓疾病进展。

4. 手术会将供应肝脏的血液分流出去一部分,因此在术后一段时间内,部分患者肝功能的各项指标可能较术前略有升高,尤其是胆红素浓度,此时患者不必担心,可以服用一段时间的护肝药。

5. 患者在出院后应尽量避免各种感染,包括感冒等,这是因为感染可能诱发肝性脑病。

6. 患者出院后,在术后1个月内需注意饮食。饮食尽量以清淡素食为主,严格控制荤菜,这是因为术后1个月是肝性脑病(可表现为嗜睡、烦躁、头晕、双手抖动、反应力下降、性格改变,严重者可表现为意识障碍甚至昏迷)的高发时间,而荤菜(如鱼、虾、肉、蛋类)是诱发肝性脑病的重要因素。患者如在术后1个月内没有发生肝性脑病,可以开始进食少量荤菜,进食的量以不使自己感到头晕、嗜睡为度,在此基础上可以每隔一周少量、缓慢加量,这个过程需要患者自己摸索。

7. 此外，患者还需注意的是每天保持大便通畅，这是因为大便不畅也会诱发肝性脑病。因此，患者适当多饮水，多进食新鲜蔬果，以促进排便。同时，患者家中可备好通便药，如乳果糖口服液等，以便患者在需要时服用，促进排便。

8. 患者术后应定期至门诊复查肝功能、凝血功能、血常规及支架血流彩超，以评估病情，指导后续治疗。患者术后1个月、3个月、6个月及以后每隔1年都需至医院复诊。

9. 患者术后如有明显的肝性脑病表现，需及时至医院就诊。

10. 部分患者术后会出现手肿、腿肿的现象，可以服用呋塞米利尿进行消肿。晚上睡觉时，可在脚下垫一枕头抬高双脚，以促进下肢血液回流。如仍不能缓解，应及时到医院进行治疗。

第二节 内镜黏膜下剥离术

内镜黏膜下剥离术（ESD）是在内镜下黏膜切除术（EMR）的基础上发展而来的新技术，能安全地将较大的病灶完整、大块地切除，具有创伤小、疗效好、安全可靠、与外科手术效果相当的特点。ESD可免除传统手术治疗的风险，因而已成为治疗早期消化道肿瘤的有效手段。通过 ESD，越来越多的早期胃肠道肿瘤被发现，并在内镜下进行治疗。

一、ESD的适应证

1. EMR 不能整片切除的、直径超过 2 厘米的癌前病变或无淋巴结转移的早期癌。

2. 直径超过 2 厘米的平坦型病变（如食管病变、胃病变、大肠病变）。

二、ESD的禁忌证

1. 有严重的心肺疾病、血液病、凝血功能障碍。

2. 病变抬举征阴性（肿瘤基底部注射生理盐水后，局部无明显隆起），提示病变基底部的黏膜下层与基层有粘连，肿瘤可能已浸润至肌层。

3. 肿瘤表面有明显溃疡或瘢痕者。

4. 超声内镜提示肿瘤已浸润黏膜下 2/3 以上者。

5. 不具备无痛内镜条件的医疗单位，对于一般状态差的患者，不主张行 ESD 治疗。

三、健康指导

1. 术前指导

（1）行胃镜下治疗，受检者术前需禁饮、禁食6～8小时，以促进胃排空,便于检查及手术。

（2）行肠镜下治疗,术前需口服泻药做好肠道清洁（详见第六章第二节"无痛肠镜肠道准备"）。

（3）予心理护理,引导患者通过下棋、读报、听音乐等方式消除紧张感。

（4）完善术前检查,如心电图、肺功能、凝血功能等检查,必要时备血。

2. 术后指导

（1）体位指导:术后患者卧床休息,需在床上大小便时,可取平卧位或者半卧位。指导患者翻身活动,但不宜过早下床活动,以免术后出血等并发症的发生。

（2）饮食指导:术后患者需禁食48～72小时,可给予肠外营养。如无并发症,可酌情给予饮食,由低温流质、半流质、软食逐渐向高蛋白质、高热量、易消化的饮食过渡,避免粗糙、有刺激性及含较多纤维不易消化的食物。

（3）用药指导:24～48小时内常规补液,使用抗生素和止血药,观察药物的疗效和不良反应。

（4）并发症观察:常见的并发症是出血和穿孔,密切观察患者有无呕血和黑便,监测血压和脉搏的变化,如患者出现出血、面色苍白、出汗、血压下降、黑便或腹胀、腹部剧烈疼痛、腹膜炎体征,需立即告知医生。

（5）置管护理:如留置胃管,予妥善固定,观察引流液的量、颜色及性状,保持引流通畅,并及时倾倒引流液。

(6)心理护理:针对行ESD治疗的患者存在的心理问题,采取有针对性的心理、社会、文化等方面的护理。通过下棋、读报、听音乐等方式来消除患者的紧张感。

四、出院指导 》》

嘱患者注意休息,避免剧烈运动及重体力活动,饮食规律。注意观察大便的颜色,如有不适应及时就诊,定期复诊(术后1个月、3个月、6个月时复查胃镜或肠镜)。

第三节　麦默通乳腺微创旋切术

麦默通(Mammotome)乳腺微创旋切手术是采用麦默通真空辅助乳腺微创旋切系统(见图5-3-1),在精确、微创、安全的前提下对乳腺病变组织进行活检及完整切除的手术。麦默通真空辅助乳腺微创旋切系统是目前最先进的乳腺微创活检系统,运用的引导方式有超声、乳腺X线摄影及MRI。

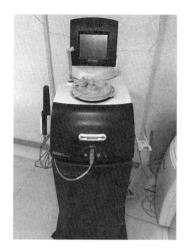

图 5-3-1　麦默通乳腺微创旋切系统

一、乳腺微创旋切术的适应证 》》》

1. 为超声引导下乳腺手术的首选方式,适合80%的乳腺病灶,特点为实时显像,动态观察,适用于直径小于2.5厘米的良性肿块微创切除以及乳腺肿块微创活检。

2. 乳腺X线摄影引导下立体定位活检,可发现超声不能发现的病灶,如乳腺微小钙化、乳腺结构扭曲等,并可行微创切除、活检。

3. MRI引导下可发现X线摄影或超声检查阴性的病灶或不能确定病变性质的病灶,并行微创活检。此外,也可用于确定是否有多中心癌灶、保乳术后的复发监测,隐匿型乳腺癌原发灶的寻找,以及新辅助化疗效果的评估等。

二、乳腺微创旋切术的禁忌证

1. 有出血倾向、凝血功能障碍等造血系统疾病者。

2. 妊娠期、哺乳期患者。

3. 有感染性疾病者。

4. 心脑血管、肝脏、肾脏等器官有严重原发性疾病者。

5. 精神病患者。

6. 疑为乳腺血管瘤的患者。

7. 乳房太小,且病灶太靠近乳头、腋窝或胸壁者,病灶不易完全切除,同时还可能发生副损伤。

8. 乳腺内有假体者。

三、健康指导

1. 术前指导

(1)做好术前常规检查和准备。

(2)心理护理。多了解和关心患者,鼓励患者表达对疾病和手术的顾虑与担心,对患者进行有针对性的心理护理。向患者和家属解释手术的必要性和重要性。

2. 术后指导

(1)患者术后常需胸带加压包扎2~3天,以防止血肿形成。有出血史者应坚持加压包扎7~10天。保护术侧乳房,不可使其遭受外力冲击、挤压、外伤等。在胸带拆除后患者需立即使用合身、有胸托的胸罩,以利于乳房塑形和减少对患侧伤口的牵拉。

（2）患者术后如有局部青紫,一般2周青紫可逐渐消退。病灶较大的患者,术后可能出现轻度皮肤凹陷,一般1个月左右乳腺组织会再生,不会影响乳房美观。

（3）微创手术一般需48～72小时出报告;待术中快速活检的病理报告出来后,医生会与患者沟通,以确定下一步治疗方案;常规活检的病理报告需要7～10个工作日。患者出院后可至门诊复诊,询问后续处理和随访问题。

（4）良性病灶也有复发可能,患者在每次月经后可自我检查1次,3～6个月定期至门诊复诊。半年后可行超声检查。

五、出院指导 》》

嘱患者注意休息,避免剧烈运动及重体力活动,规律饮食。保持情绪稳定,避免过度兴奋、激动、紧张、悲伤。合理安排生活,保证良好充足的睡眠。观察手术切口的情况,如出现红、肿、热、痛,需及时到医院复查。按时门诊复诊。

第四节　射频消融术

　　射频消融术（RFA）是一种微创性肿瘤原位治疗技术，其借助于超声或CT等影像技术的引导，将电极针直接插入肿瘤内，由计算机算出治疗所需的最佳温度、时间、功率和阻抗，由电极发出高能射频波，在80～100℃的高温下使癌组织蛋白质发生完全凝固性坏死，以达到液化病灶组织，消除肿瘤的目的（见图5-4-1）。

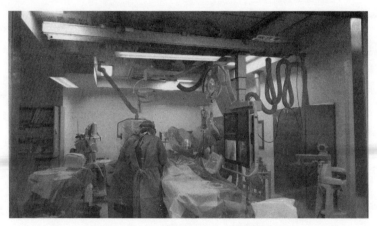

图5-4-1　射频消融术治疗器械

一、健康指导 》

1. 术前指导

（1）心理指导。向患者详细介绍 RFA 治疗的原理、目的，减轻其紧张、焦虑的情绪；此外，也可以请其他术后患者与其交流感受，使患者心情平和地接受 RFA，积极面对治疗。

（2）肝功能及全身准备。监测患者肝肾功能、血常规，完成超声、CT 检查。

（3）进行抗生素皮试、手术标识，术前晚淋浴，保证充足的睡眠。

（4）术前 6 小时禁食、禁水，指导患者进行深呼吸和有效咳嗽、咳痰练习，训练屏气动作，以利于患者术中的配合。

2. 术后指导

（1）一般指导。术后去枕平卧 6 小时后可取低半卧位。保持呼吸道通畅，低流量吸氧，有助于肝细胞的再生。

（2）观察患者生命体征、神志、血氧饱和度等变化，每 15～30 分钟监测一次，稳定后可以改为每 4 小时监测一次。

（3）术后因肿瘤坏死组织吸收导致发热，患者体温一般在 37.5～38.5℃。观察体温变化，做好基础护理与生活护理，向患者及家属解释发热原因，必要时遵医嘱予药物或物理降温。

（4）观察患者穿刺部位皮肤有无红肿、出血；敷料是否干燥，有无渗血、渗液；注意患者有无腹部压痛及反跳痛等腹膜炎症状。

（5）饮食指导。术后6小时内禁食、禁水；之后进易消化、无刺激性的半流质饮食，再逐渐过渡到正常饮食。

（6）心理指导。肝癌患者经常有情绪低落、悲观失望的心理，对治疗不抱希望。医护人员及家属需多关心、安慰患者，尽可能解除其身体上的不适，给予其精神上的支持，增加患者治疗的信心。

二、出院指导

（1）解除患者思想负担，消除"恶性肿瘤是不治之症"观念的负面影响，引导患者积极参加文艺活动，生活有规律，防止情绪波动和劳累。在病情得到缓解后，应参加力所能及的活动，但在代偿功能减退、并发感染的情况下，必须绝对卧床休息。

（2）预防感冒和各种感染，随气温变化增减衣服，避免去人多的公共场所。注意饮食卫生，戒烟禁酒。

（3）按医嘱用药，勿滥用药物。

（4）如出现发热症状，可以肛塞吲哚美辛栓，多喝开水。如体温过高，可用冰袋冷敷、温水擦浴。注意保暖，勤换衣裤，保持衣物干燥、清洁。如高热持续不退，应与医生联系。

（5）保持大便通畅，养成定时排便的习惯，必要时可以使用开塞露栓剂或开塞露灌肠剂。勿用力排便,多喝开水,应摄入足量的粗纤维食物。在病情允许的情况下适当运动。如出现水肿、体重减轻、出血倾向、黄疸、疲倦等症状,应及时去医院就诊。定期复查肝功能、甲胎蛋白、超声等检查。

第六章

特殊检查

第一节　胃　镜

胃镜检查是将附有光源的管子从患者的口腔插入，经食管送入胃及十二指肠，通过这根管子，医生能清楚地观察食管、胃及十二指肠的情况，从而做出诊断和治疗。无痛胃镜即指在胃镜检查前给患者注射一定量的麻醉药物，这些药物能使患者在胃镜检查时处于睡眠状态，从而完全解除了患者做普通胃镜时的恶心不适感和恐惧感。

一、胃镜检查的适应证

1. 胃痛。

2. 胃出血。

3. 不明原因的贫血。

4. 吞咽困难。

5. 呕吐。

6. 钡餐造影有异常显影者。

二、胃镜检查前的注意事项 》》

1. 做无痛胃镜有一定风险,对于有哮喘、心脏疾病、脑血管疾病的患者,或有药物过敏史,及年龄大于65岁的患者,不建议做无痛胃镜。

2. 检查前一天晚餐不宜过饱,晚上10:00以后禁食、禁水。检查当日禁食、禁水,如患者被安排在上午10:00以后检查,可早上6:00饮少量糖水。

3. 如患者长期服用药物,检查当日可照常服用,但只能用小口水送用,并告知检查医生。

4. 检查当日家属需陪同患者前往。

5. 如果需要在胃镜下进行治疗,患者术前须做相关检查(如血常规、凝血功能等)。

6. 检查前患者最好排空膀胱。进入检查室后,打开领口、裤带,取下义齿和眼镜,取左侧卧位于检查台上。

7. 如患者刚做过钡餐检查,需待3天后才可以做胃镜检查。

8. 如患者伴有幽门梗阻,检查前一晚应进行洗胃,彻底洗出胃内容物。不能在检查当日洗胃,这是因为洗胃后胃黏膜颜色会发生改变,因而会影响检查结果。

9. 检查时患者可随身携带一块干毛巾或纸巾。

三、检查过程

1. 为使胃镜能顺利通过患者咽喉,患者在检查前需口服一支麻醉剂。

2. 患者躺到检查台上后,护士会监测其血压、心率及氧饱和度,如果各项指标都符合要求,护士接下来会给患者注射麻醉药物,药物进入体内后患者会很快进入睡眠状态(见图6-1-1)。

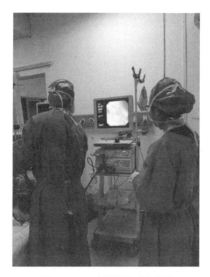

图6-1-1　胃镜检查过程

3. 医生通过胃镜仔细观察患者上消化道情况,还会从胃部取少量组织做病理检查。

4. 待患者醒来后,整个胃镜检查操作过程已全部完成。

四、检查后护理 》》

1. 检查完毕后,护理人员将患者送到恢复室休息,同时还会继续监测患者的生命体征。

2. 患者稍等片刻即可领取胃镜检查报告。病理报告于1周后领取,住院患者的报告会直接送到病房。

3. 胃镜检查后患者可能会感到喉咙痛、胃胀,这是正常现象,休息片刻后即会好转。

4. 检查完2小时后,患者可以进温凉流质饮食,下一餐进半流质或易消化软食。次日饮食可恢复正常。对于行息肉摘除术或其他胃镜下治疗的患者,则需禁食24小时或遵医嘱进食。

5. 检查后需注意观察患者有无腹胀、腹痛、黑便或呕血,如出现上述症状,需及时告知医生。

6. 因为麻醉药物的作用,患者醒后可能会出现头晕、感觉滞后的情况。因此,患者在检查后24小时内切勿驾车、骑车,上、下楼梯需小心,外出需由成人陪同,以免发生意外。

第二节   肠 镜

　　肠镜检查是将附有光源的管子经患者的肛门插入,到达大肠,通过这根管子,医生能观察到患者大肠的情况,从而做出诊断和治疗。

一、肠镜检查前准备

　　1. 如患者有便秘史,检查前一天需进少渣半流质饮食,不能摄入粗纤维食物以及带籽、带皮食物,检查当天禁食。如患者无便秘史,则只需检查当日禁食。

　　2. 下午检查者,当日晨进食半流质饮食。上午8:00开始口服离子泻药(服药方法具体见本节后附文"复方聚乙二醇电解质散"和"硫酸镁"药物服用方法),务必使大便如清水样,没有粪便。如肠道准备不佳,则会影响检查效果。检查当天中午需禁食,如患者感觉头昏无力,则可饮少量糖水。如患者在上午行肠镜检查,则需检查前日晚餐后口服离子泻药,次日早餐禁食。

　　3. 如患者长期服用药物,检查当日可照常服用,并告知检查医生。

4. 如患者有高血压、心脏疾病、肺部疾病、脑血管病、精神类疾病病史及药物过敏史,需告知检查医生。

5. 如需在肠镜下做治疗,患者术前需做相关检查(如血常规、凝血功能等)。

6. 患者做肠镜检查必须由家属陪同。

二、肠镜检查时患者的体位

肠镜检查时患者的体位见图6-2-1。

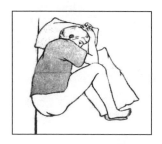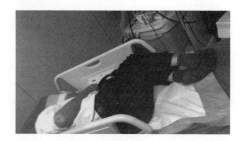

图6-2-1　肠镜检查时患者的体位

三、肠镜检查过程

1. 患者躺到检查台上后,护士会监测其生命体征,随后给患者静脉输液,并输入镇静、镇痛药物。

2. 药物很快会发生作用,患者感觉昏昏欲睡。医生开始肠镜检查。肠镜从患者肛门插入,经直肠、结肠至回盲部为止。在此过程中,患者可能会有不适感,但大多数患者能耐受。

3. 医生根据患者的具体情况决定是否活检,并做出诊断和治疗。

四、肠镜检查后护理)))

1. 肠镜检查结束后,护理人员将患者送至恢复室卧床休息,同时监测其生命体征,以便观察药物反应。

2. 如肠镜检查未发现病变,通常无需进行活检,稍等片刻患者即可领取肠镜检查报告。如做了活检,门诊患者可于1周后领取病理活检报告。对于住院患者,病理科1周后会将报告送到病房。

3. 如未做活检,患者在检查结束后即可进食,且无禁忌。如做了活检,检查当天需进软食。如接受了息肉摘除术或其他肠镜下治疗,则需禁食24小时或遵医嘱进流质、半流质饮食1~2天。

4. 检查结束后患者可能出现腹胀、腹痛,对此不必紧张,待肛门排气后上述情况便会缓解。如腹胀、腹痛持续不缓解,反而加剧或出现便血等情况,应及时告知医生。

5. 患者睡醒后,因为麻醉药物的作用,可能出现头晕、感觉滞后的情况。因此,患者在检查后24小时内切勿驾车、骑车,上下楼梯需小心,外出需由成人陪同,以免发生意外。

▶ 附

一、复方聚乙二醇电解质散服用方法

1. 若下午行肠镜检查,检查日上午7:00,把3盒药放入3000毫升温开水中,冲服。首次服用600毫升,以后每隔15分钟服用400毫升,直至服完或排出清水样便。

2. 若上午行肠镜检查,检查前一天下午4:00,把3盒药放入3000毫升温开水中,冲服。首次服用600毫升,以后每隔15分钟服用400毫升,直至服完或排出清水样便。

二、硫酸镁服用方法

1. 若下午行肠镜检查,检查前一天晚上7:00,口服50%硫酸镁溶液50毫升(半瓶),10分钟后,饮水2000毫升,在2小时内饮完。检查日上午9:00,再次口服50%硫酸镁溶液50毫升(半瓶),10分钟后,饮水2000毫升,在2小时内饮完。

2. 若上午行肠镜检查,检查前一天下午4:00,口服50%硫酸镁溶液50毫升(半瓶),10分钟后,饮水2000毫升,在2小时内饮完。检查前一天晚上7:00,再次口服50%硫酸镁溶液50毫升(半瓶),10分钟后,饮水2000毫升,在2小时内饮完。

第三节 气钡双重造影

一、气钡双重造影简介

由于结肠不规则的蠕动和肠道内粪便的干扰,以及结肠与周围器官的重叠,CT和MRI检查对结肠病变往往难以做出精确的影像诊断,这就需要肠镜检查或者气钡双重造影检查来协助诊断。但是,肠镜检查引起的不适往往令患者望而却步,因此气钡双重造影就成为筛查结肠病变的首选检查。

因大肠与周围器官的密度缺乏自然对比,一般X线检查无法对其清晰显影,而钡剂灌肠造影检查增加了人工对比,使其能够对大肠的内壁进行显影。气钡双重造影就是将钡剂和气体经肛管注入患者大肠内,在气体和钡剂的双重衬托下,利用X线透视来获得大肠内壁影像,用以诊断大肠疾病的一种技术。

二、气钡双重造影的适应证

当患者出现如大便出血、大便习惯改变、腹痛等症状,医生怀疑有大肠病变时,会建议患者做气钡双重造影检查。气钡双重造影不是常规体检项目。

三、气钡双重造影的禁忌证 》》

1. 妊娠妇女。
2. 患者检查前7天内曾做过肠活检。
3. 肛门括约肌松弛的患者。

三、检查前准备

1. 肠道准备

患者在检查前两天进食少渣食物（如面包、饭、粥、鱼等），目的是尽量减少食物残渣滞留在肠道内。检查前一晚服用缓泻剂以清除肠道内的粪便。

2. 心理准备

告知患者，检查时医生会将钡剂及气体灌入其肠道，可能引起轻微腹痛及便意，如不能耐受，可告知医生，医生会减慢灌肠的速度，以减轻患者的不适感。

四、检查后的注意事项 》》

1. 检查后数天内，患者大便可能呈现白色，也可能出现便秘。
2. 检查后建议患者大量饮水。

第四节　磁共振成像

一、磁共振成像简介

磁共振成像(MRI)是利用人体组织中氢原子核(质子)在磁场中受到射频脉冲的激励而发生核磁共振现象,产生磁共振信号,经过电子计算机处理,重建出人体某一层面图像的成像技术。

MRI检查具有多参数成像、多序列成像的特点,可以直接获得多方位的断层图像,具有极高的软组织分辨率,并且受血管内流动的血液影响产生流空效应。同时,MRI还可以进行功能成像(fMRI)和波谱成像(MRS)。MRI除以上诸多独特优势外,还是一种无辐射损伤的安全检查,目前已广泛用于人体各系统和部位的检查,其中主要包括中枢神经系统、头颈部、纵隔、心脏和大血管、消化系统、泌尿生殖系统、肾上腺、腹腔和腹膜后以及骨关节和软组织异常、肿瘤和肿瘤样病变、炎性病变和外伤性病变等的诊断(见图6-4-1)。

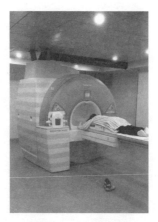

图 6-4-1　MRI 检查

二、MRI 检查的分类

MRI 检查主要分四类,即 MRI 平扫(不注射对比剂的常规 MRI)、MRI 增强(经静脉注入对比剂进行扫描)、MRI 血管成像(包括动脉血管成像和静脉血管成像)和 MRI 特殊成像(包括功能成像和波谱成像)。

三、MRI 检查的注意事项和禁忌证

1. 严禁患者和陪伴家属将有铁磁性的物品及电子产品靠近、带入检查室。

上述物品包括:所有通信设备;各种磁性存储介质类物品;手表、强心卡及其配贴;掌上电脑、计算器等各种电子设备;钥匙、打火机、金属硬币、刀具、钢笔、针、钉、螺丝等铁磁

性制品；发夹、发卡、眼镜、义眼、金属饰品、不明材质的物品；易燃易爆品、腐蚀性或化学物品、药膏、膏药、潮湿或渗漏液体的用品等。病床、轮椅等不准进入磁体间。

2. 体内安装、携带以下物品及装置的患者（包括陪伴家属），不能进入磁体间，否则有生命危险。

上述物品及装置包括：心脏起搏器，除颤器，心脏支架，人工心脏瓣膜，动脉瘤术后金属夹，植入体内的药物灌注装置，植入体内的任何电子装置，神经刺激器，骨骼生长刺激器，其他任何类型的生物刺激器，血管内栓塞钢圈，滤器，下腔静脉滤器，心电记录监护器，金属缝合线，体内有子弹、碎弹片或铁砂粒等，骨折手术后固定钢板，钢钉、螺丝，义肢或人工关节，阴茎假体，助听器，人工耳蜗，中耳移植物，眼内金属异物，义眼，活动义齿，牙托及头面部植入物等。

3. 有幽闭恐惧症、需生命支持及抢救的危重症患者等无法行MRI检查者。有各种手术史，特别是器官移植和心脏、肾脏手术史等，患者及家属须于检查前特别声明，以确保安全。

4. 妊娠3个月内的早期妊娠者。

四、MRI检查前准备

1. 有固定义齿、节育器、文眼线、留存在体内的钛合金物体（如脊柱钛合金固定装置）的患者，应于检查前告知医生，医生根据具体情况决定可否进行MRI检查。

2. 检查前应先除去有铁钩、铁扣和拉链的衣裤、内衣、化纤织物，以及皮带等物品，应身穿纯棉质料的衣裤进行检查。腹部检查患者在检查前3天内禁服含金属离子类药物，检查前12小时空腹，禁食、禁水。

3. MRI检查属无损性检查，对人体无辐射伤害，但检查时机器噪声较大，此为正常现象，请患者和家属做好心理准备，不要慌乱。患者在检查过程中需保持绝对静止不动。

4. 在做腹部、心脏检查时，患者应做好呼吸训练，配合医生的口令进行屏气。在盆腔及妇科检查前，需清洁肠道，同时膀胱留尿。

5. 儿童或昏迷等不能合作的患者可使用镇静剂以制动。

6. 增强MRI检查需带留置针。

五、MRI检查过程

患者准备就绪后，即可进入扫描室。MRI检查过程具体如下。

1. 放射医生会让患者平躺在检查台上，并保持特定姿势，直至检查完毕，以确保影像清晰。

2. 患者连同检查台被送进磁共振扫描器内。由于技术需要，扫描器内的空间很狭窄。仪器内设有对讲系统，有紧急情况患者可以呼喊，切勿自己乱动。

3. 磁共振仪工作时会间歇性地发出较强的噪声，患者不必惊慌。如确实不能忍受,患者可以要求工作人员为其佩戴耳塞。

4. 磁共振成像速度较慢,根据检查部位的不同,检查时间可能为10~30分钟不等。

六、检查后指导 》》

1. MRI平扫患者检查结束后可直接回去。

2. MRI增强扫描患者检查结束后应压迫穿刺点10分钟,并留观至少20分钟,无异常情况发生才可离开。患者可适当饮水以促进对比剂排泄。

第五节 电子计算机体层扫描

一、电子计算机体层扫描简介 》》

电子计算机体层扫描(CT)是利用X线对人体的穿透性,对所选定的人体层面进行扫描,然后将获取的扫描信息经计算机处理后重建出人体断层图像(见图6-5-1)。CT图像具有较高的密度分辨率,是普通X线成像的10~20倍,并能通过窗宽、窗位技术来显示人体内病变与正常组织之间的密度差异。

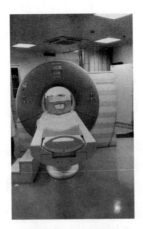

图6-5-1 CT机

目前,新一代多层螺旋CT(MSCT)具有扫描时间更短、成像速度更快等优点。同时,MSCT还可以进行大范围容积扫描以及后处理,如多平面成像(MPR)、曲面重建(CPR)、容积再现技术(VRT)、CT仿真内镜(CTVE)和组织透明投影(TTP)等,真正实现某些脏器的多时相动态增强检查及功能研究。

最新的64排双源CT(DSCT)是一种通过两套X射线球管系统和两套探测器系统同时采集人体图像的CT装置,在获得诊断疾病信息的同时,可以大幅度地减少患者所接收X线的剂量。DSCT在冠状动脉成像、痛风成像等方面具有明显的优势。

二、CT检查的分类

CT检查主要分三种,即CT平扫检查(不注射对比剂的常

规CT)、CT增强检查(经静脉注入对比剂进行扫描)、CTA(CT
动脉血管成像)。

CT检查的主要原理是基于人体内各组织器官与病变之
间存在密度差异,但如果该病变的密度与周围正常组织的密
度非常相近,那么CT平扫检出病变的概率就大大降低。而
增强扫描通过注射对比剂来改变病变与周围正常组织的密
度差异,可以提高病变的检出率;同时,增强扫描还可以获得
病变的血供情况,以助于病变性质的判定。CTA则是将CT
增强技术与薄层、大范围、快速扫描技术相结合,通过电子计
算机后处理,可以清晰地显示全身各部位动脉血管细节,具有
无创和操作简便的特点,对诊断血管变异、血管疾病以及显示
病变和血管关系有重要价值。

除以上三种检查方式外,还有一种特殊的CT检查方式,
即CT灌注扫描。CT灌注扫描是在静脉注射对比剂的同时,
对选定的层面进行连续多次同层扫描,以获得该层面的对比
剂的动态变化,间接反映其血流灌注量的变化。CT灌注扫描
主要被应用于脑梗死、心肌梗死等的诊断,对于缺血性疾病
的早期诊断和治疗后的疗效判定有一定价值。

三、CT检查的注意事项

1. 患者在检查时不能随意变动体位。对于幼儿或昏迷
患者等不能配合的患者,可使用镇静剂以制动。

2. 胸、腹部检查前,患者需进行呼吸屏气试验,避免呼吸伪影干扰。

3. 腹部检查要求患者空腹4小时以上,检查前一周内不做胃肠道钡剂造影,不服含有金属的药物。

4. 危重患者检查时应有临床科室的医护人员及患者家属陪同。非特殊情况下,陪同人员不要滞留在扫描室内,以避免受到辐射。

5. 妊娠或者备孕妇女一般禁止做CT检查,如临床确实需要,必须评估CT检查的危险性。

6. 情绪不稳定者不宜做CT检查。

7. 在行CT增强扫描前,患者应告知是否有过敏史。碘对比剂过敏、严重肝肾功能损害及甲亢患者禁止做CT增强扫描。

四、检查前准备 》》

1. 检查前除去检查部位的金属物品或高密度物品,如发卡、项链、胸针、皮带、钥匙等,以防止伪影的产生。

2. 需做CT增强扫描的患者,检查前4小时禁食、禁水,检查时带留置针。上腹部增强检查时,患者需携带1000毫升水,并在检查前5~10分钟饮完。

3. 做下腹部及盆腔CT增强扫描的患者,需行清洁灌肠,同时膀胱留尿。

五、检查后指导 》》

1. CT平扫患者在检查结束后即可回去。

2. 增强扫描后患者应压迫穿刺点10分钟，并留观至少20分钟，无异常情况发生方可离开。

第六节　超　声

超声检查是一种利用超声波对实体软组织器官进行动态实时扫描的影像学技术，可获得要检脏器的切面图像，清晰地显示器官形态，使医生可以对器官进行直观的形态观察（见图6-6-1）。

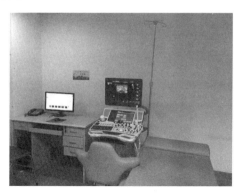

图6-6-1　超声机

超声检查的注意事项如下。

1. 凡检查肝、胆囊、胆管、胰腺、腹膜后脏器、肾上腺、上腹部肿块、腹主动脉、肠系膜上动脉、肾动脉等部位,均需空腹,检查前禁食、禁水 8～12 小时。检查前一日晚餐不宜进食油腻及易引发胀气的食物。

2. 凡检查膀胱、输尿管下段、前列腺(经腹)、子宫附件者,必须膀胱充盈。因此,患者需在检查前 2 小时饮水 1000 毫升左右,检查前 2～4 小时停止排尿。

3. 凡经直肠行彩超者,需排尽大、小便;凡经阴道行彩超者,需排尽小便。

4. 如同时做胃肠道 X 线造影、胃镜、肠镜及同位素检查时,超声检查应在上述检查前进行,或在上述检查 3 天后进行。

5. 做腹腔器官检查时,遇腹腔气体过多或有便秘的患者,医生可能嘱患者于检查前日晚上服用缓泻药,或在检查前灌肠,患者需认真配合。

6. 做妇产科超声检查时,检查前 2～3 小时患者应停止排尿,必要时饮水 500～800 毫升,务必使膀胱充盈,有憋尿的感觉。如在妊娠初期,则不必饮水,以免膀胱过度充盈而压迫子宫。如经阴道行超声检查,则无须特别饮水。

第七节　肺功能检查

一、肺功能检查简介

　　肺功能检查是一种检测肺呼吸生理的方法。肺将吸入的氧气（O_2）与静脉血中的二氧化碳（CO_2）在肺泡里进行气体交换。肺通气、肺换气、气体在血液中的运输和组织换气这四个步骤，保证了气体交换的顺利进行。肺功能检查包括：肺容量、肺通气功能、生理无效腔、肺泡气体分布、小气道通气功能、气道阻力、肺顺应性、弥散功能、血液气体分析、呼吸运动等的测定。在临床实际应用中，肺功能检查以肺容量、通气功能、血气分析测定作为常规检查内容（见图6-7-1）。

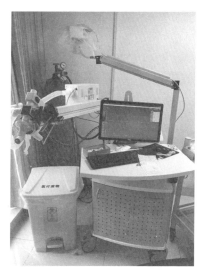

图6-7-1　肺功能检查仪器

肺功能检查是呼吸系统疾病的重要检查方法,对于早期检出肺、气道病变;评估疾病的严重程度及预后,评价药物或其他治疗方法的疗效;鉴别呼吸困难的原因;诊断病变部位;评估肺功能、患者对手术的耐受力或对不同劳动强度的耐受力,以及对危重患者的监护等方面都有重要的指导意义。

二、肺功能检查的目的

1. 早期检出肺部、气道病变。

2. 鉴别呼吸困难的原因,判断气道梗阻的部位。

3. 评估肺部疾病的严重程度。

4. 评估患者对外科手术的耐受力及术后发生并发症的风险。

5. 健康体检、评估劳动强度和耐受力。

6. 危重患者的监护。

三、肺功能检查前的注意事项

1. 如果患者在检查前被疑诊为哮喘,检查前须停用平喘药物,停药时间应遵医嘱。

2. 凡是血压不稳定或者近期心脏病发作的患者,暂时不能做肺功能检查。

3. 在检查肺功能前,患者要调整呼吸,待呼吸稳定后再接受检查。

4. 患者如存在通气功能障碍,应提前告知医生,医生会根据患者的情况决定是否做支气管激发试验。

四、肺功能检查中的注意事项 》》

1. 患者应夹住鼻子,保持用嘴呼吸。

2. 检查过程中患者尽可能含紧口嘴,保证测试阶段不漏气。

3. 患者尽可能配合操作者的口令,及时做呼气和吸气动作。

4. 患者应尽最大可能吸气,并以最大力量、最快速度呼气。

5. 如行支气管激发试验,患者需带两支10%氯化钠注射液,按操作者的要求配合检查。

第八节 直接喉镜

直接喉镜检查,又称喉直达镜检查,系以直接喉镜观察患者的喉腔情况,并借此施行喉内手术或其他喉部治疗,故直接喉镜检查有诊断和治疗两种作用(见图6-8-1)。

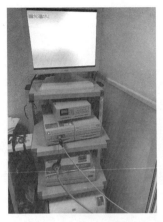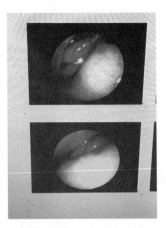

图 6-8-1 直接喉镜检查

直接喉镜检查的适应证 》》

1. 喉腔检查

一般用于间接喉镜检查不能明确的局部病变,或因会厌短而后倾,呈婴儿型,不易上举者,或小儿及其他间接喉镜检查不配合者。此外,也适用于病变位于声门下区、梨状窝、环后隙等处,间接喉镜不易查清者。

2. 喉腔手术

如喉部活检、息肉摘除、根除小肿瘤、取出异物、切除瘢痕组织、扩张喉腔等。

3. 导入支气管镜

进行小儿支气管镜检查时,一般先用直接喉镜暴露声门,再插入支气管镜。

4. 气管内插管

主要用于抢救喉阻塞患者和麻醉插管。

5. 气管内吸引

用于抢救窒息的新生儿,可通过直接喉镜清除其呼吸道积液并给氧。

二、直接喉镜检查的禁忌证

1. 有严重的全身性疾病且体质十分虚弱的患者,应考虑推迟手术。

2. 对于血压过高或有严重心脏病,而又必须做直接喉镜检查的患者,检查者应和患者的主管医生共同做好术前的准备工作。

3. 对于喉阻塞的患者,无论其病因是炎症、水肿,还是异物、肿瘤,都应做好行气管切开术的准备。

4. 对于有严重颈椎病变者,不宜施行硬管直接喉镜检查。

三、直接喉镜术前准备

1. 直接喉镜检查易引起患者恶心、呕吐,故手术须在患者空腹时进行,因此患者应在检查前4~6小时禁食。

2. 检查前应详细询问患者的病史,做好口腔、牙齿、咽部间接喉镜检查和全身检查。

3. 术前,医生应向患者详细说明检查过程,以解除患者的顾虑,使其做好思想准备。

4. 检查时患者全身放松,平静呼吸,并与检查者密切合作。

5. 检查室光线应稍暗,备好适当大小的喉镜、灯光、吸引器、气管切开术设备、支气管镜和适用于各种手术的喉钳和气管钳等。

6. 对于成人患者,术前可根据需要使用巴比妥类镇静剂和阿托品;但对于小儿和有呼吸困难的患者,则不宜使用。

四、直接喉镜检查方法)))

1. 仰卧法

患者仰卧,头颈部置于手术台外,肩部靠近手术台边缘。助手坐于手术台的右侧前端,右足踏在梯形木箱上,左手固定患者的头顶,使其头部后仰。右手托住患者枕部,使其头部高于手术台10～15厘米。检查者立于患者头前方。对于小儿,应由另一名助手按住患儿肩部,固定其四肢,以防患儿挣扎乱动。

2. 呼吸法

患者全身放松,张口平静呼吸。检查者以纱布保护受检者上列牙齿及上唇,左手持直接喉镜,沿舌背正中或右侧导入咽部。在见到会厌后,即将喉镜稍向咽后壁方向倾斜,再深入1厘米左右,使喉镜尖端置于会厌喉面之下,挑起会厌,用力向上抬起喉镜,即可暴露喉腔。但不能以上切牙为支点将喉镜向上翘起,以免使患者牙齿受压脱落。

3. 声带法

该法检查的范围包括舌根、会厌谷、会厌、杓状会厌襞、杓状软骨、室带、声带、声门下区、气管上段、两侧梨状窝、喉咽后壁和环后隙等处。检查时应注意黏膜色泽、形态、声带运动以及有无新生物等。

五、直接喉镜检查后注意事项))

1. 在直接喉镜检查结束后,患者2小时内禁水、禁食。
2. 做病理活检者,当日进软食。
3. 患者应休声,给予抗感染治疗,禁辛辣及刺激性食物。

第九节　　乳腺钼靶X线摄影

一、乳腺钼靶X线摄影简介))

乳腺钼靶X线摄影简称乳腺钼靶,又称钼靶检查,是目前诊断乳腺疾病的首选方法,也是最简便、最可靠的无创性检测手段。因其简便易行,且分辨率高,重复性好,留取的图像可供医生对比前后病情,且该检查不受患者年龄、体形的限制,因此目前已作为乳腺疾病的常规检查方法。

　　乳腺钼靶X线机具有拍摄图像清晰、对比度适宜等优点,可清楚显示乳房内小于1厘米的结节性病灶,并能对其准确定性、定位(见图6-9-1)。乳腺钼靶X线摄影常能检查出医生不能触及的乳腺结节,即所谓"隐匿性乳腺癌"和原位癌。乳腺钼靶X线摄影辐射剂量低至每人次(两侧四位)0.003戈以下,因此对人体的损伤较小。即使临床已明确诊断为乳腺癌,患者也应进行乳腺钼靶X线摄影检查,以进一步明确肿瘤的位置、浸润范围、有无多发癌灶及对侧乳腺的情况,而这些信息对于正确制订治疗方案至关重要。

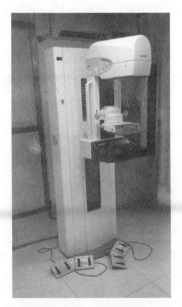

图6-9-1　乳腺钼靶X线机

二、乳腺钼靶X线摄影的适应证))

1. 乳腺疾病普查,以便早期发现乳腺癌。

2. 乳腺皮肤增厚、血性乳头溢液、乳腺皮肤炎症性表现和腋窝淋巴结肿大者。

3. 乳腺肿块,需明确肿块性质时。

4. 新发现的乳腺癌,在制订治疗方案之前,明确有无隐匿性病灶和确定病变的范围、性质。

5. 乳腺癌保乳术后,需定期进行乳腺钼靶X线摄影检查,以监测乳腺癌有无复发。

三、乳腺钼靶X线摄影检查常见的异常结果解读

1. 钙 化

乳腺良、恶性病变都可出现钙化。一般来说,良性病变的钙化多较粗大,可呈条状、新月状或环状,密度较高,比较分散;恶性病变的钙化多呈细小沙砾状,常密集成簇,粗细不均,浓淡不一。乳腺钼靶X线影像的计算机辅助检测微小钙化点已成为乳腺癌早期诊断的研究热点。钙化的大小、形态和分布是鉴定良、恶性病变的一个重要依据。这主要是因为细小的、颗粒状的、成簇的微钙化点是乳腺癌的一个重要的早期表现。有研究表明,30%～50%的乳腺恶性肿瘤伴有微钙化。

2. 肿 块

肿块是指在两个不同投照位置均可见到的占位性病变，其边缘征象对判断肿块的性质最为重要，可表现为边缘清晰或模糊、浸润性生长，或可见从肿块边缘发出的放射状线影。乳腺肿块与其周围乳腺组织相比，多数呈高密度或等密度，极少数表现为低密度。

3. 结构扭曲

结构扭曲是指乳腺正常结构被扭曲，但未见明确的肿块。结构扭曲包括从一点出发的放射状影和局灶性收缩，或者在实质边缘的扭曲。

4. 其他异常征象

其他异常征象包括：乳头凹陷、溢液；皮肤增厚、水肿、受牵拉；腋窝淋巴结肿大等。

四、乳腺钼靶X线摄影检查的临床价值

1. 乳腺钼靶X线摄影作为一种相对无创的检查方法，能比较全面而准确地反映整个乳房的大体解剖结构。

2. 利用乳腺钼靶X线摄影检查可以观察各种生理因素（如月经周期、妊娠、哺乳、经产情况及内分泌改变等）对乳腺结构的影响，并可进行动态观察。

3. 可比较可靠地鉴别乳腺的良、恶性病变。

4. 乳腺钼靶X线摄影检查可发现某些癌前病变，并能进

行随访摄片观察。

5. 对乳腺癌患者放疗、化疗后的病变情况进行随访和疗效观察,并对健侧乳房进行定期监测。

第七章

患者共识

第一节　癌症的早期危险信号

　　癌症早期症状一般不明显,当患者察觉到病情时,往往已经进入中晚期,延误了最佳治疗时机。其实,癌症早期并非无迹可寻,很多癌症在早期会释放一些危险信号,若能识别这些危险信号,就可从中找到癌症的蛛丝马迹。因此,对于癌症早期症状的危险信号,我们应该引起重视和关注,从而帮助我们及早发现癌症,提高癌症患者的治愈率和生存率。

一、癌症的早期危险信号 》》

　　1. 乳腺、颈部、皮肤和舌等身体浅表部位出现经久不消或逐渐增大的肿块。

　　2. 体表的黑痣或疣等在短期内色泽加深或变浅、逐渐增大、脱毛、瘙痒、渗液、溃烂等。

　　3. 吞咽食物时有梗阻感,胸骨后闷胀不适、疼痛,食管内有异物感。

　　4. 皮肤或黏膜上有经久不愈的溃疡,且有鳞屑、脓苔覆盖。

　　5. 持续性消化不良和食欲减退。

6. 便秘和腹泻交替出现,大便变形、带血或黏液。

7. 持久性声音嘶哑、干咳、痰中带血。

8. 耳鸣、听力减退。

9. 流鼻血,鼻咽部分泌物带血,头痛。

10. 非经期或绝经后阴道不规则出血,特别是接触性出血。

11. 无痛性血尿,排尿不畅。

12. 不明原因的发热、乏力,进行性体重减轻。

二、科学防癌从良好的生活习惯做起

1. 建立合理、健康的膳食结构,一日三餐要有规律,少进食腌制食物。

2. 控制吸烟,远离二手烟,限制饮酒。

3. 作息规律,睡眠充足。

4. 科学、合理地运动。

5. 保持心情舒畅。

6. 每年体检,有胃肠道疾病者每年应做一次胃镜或肠镜。

7. 多进食新鲜蔬菜、水果。

第二节　　洗手的学问

一、为什么洗手很重要？

正确洗手是预防传染性疾病传播的有效方法之一。

二、什么情况下需要洗手？

1. 在接触眼睛、鼻子或嘴巴之前。

2. 在准备食物之前或之后。

3. 在吃饭之前，或大小便之后。

4. 在接触婴儿之前，或者接触他人（如握手）之后。

5. 家中有患者，应勤加洗手。

6. 手脏了。

7. 在接触动物之后。

三、洗手的方法

1. 一般方法

打开水龙头，用流动的水冲洗手部，使手腕、手掌和手指充分浸湿，涂上肥皂，均匀涂抹并揉搓，让手掌、手背、手指、手缝等都沾满肥皂液,然后再反复搓揉双手及腕部。整个搓揉时间不应少于30秒,最后再用流动的自来水冲干净。用清水冲洗时,手指尖向下,双手下垂,让水把泡沫顺着手指冲下,这样不会使脏水再次污染手和前臂。

2. 七步洗手法

七步洗手法具体步骤如下(见图7-2-1):①掌心对掌心搓洗;②右掌心在左手背上搓洗,然后左右手交替;③掌心对掌心,两手手指交错搓洗;④旋转搓擦右手指背及左手掌心;⑤用左手掌心旋转搓擦右手拇指,两手交替;⑥手指对掌心,搓洗指尖,两手交替;⑦双手洗手完成。

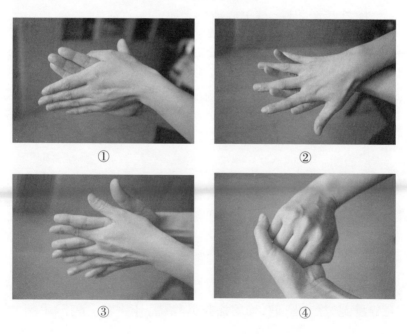

①

②

③

④

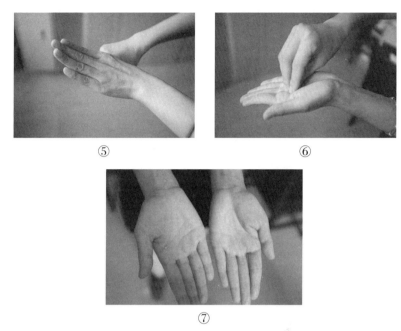

⑤   ⑥

⑦

图7-2-1 七步洗手法

四、关于洗手的误区

1. 不愿洗手

有些人总觉得自己身体强壮、抵抗力好,满足于"眼不见为净",没有养成良好的洗手习惯。

2. 简单擦手

由于不具备洗手条件,没有水或水是污水,只好以擦代洗。

3. 用盆里的水洗手,而不是用流动的水洗手

4. 不用肥皂或洗手液洗手

有的人虽然用流动的水洗手,但不用肥皂或洗手液,并不能解决实质问题。

5. 简单洗手

有的人用流动的水洗手时,虽然涂抹了肥皂,但刚刚搓出少许泡沫就马上用水冲掉了。由于搓擦时间短、冲洗遍数少,因此仍达不到去除手上污物、细菌的目的。

第三节　围手术期营养

一、围手术期营养的重要性

围手术期营养支持不仅有助于增强患者对手术的耐受力,而且能降低手术后并发症的发生率,缩短患者术后住院时间。围手术期营养支持既取决于患者的营养状况,也取决于手术时间和手术的类型。

二、围手术期患者饮食宣教

手术患者一般在术前12小时开始禁食,术前4小时开始禁止饮水。胃肠道手术患者术后24～48小时内禁食、禁水,48～72小时肠道功能恢复,待肛门排气后可遵医嘱进食。

术后饮食原则:从少到多,从稀到稠,从简单到多样,循序渐进,少量多餐。从水→清流质→流质→少渣半流质→少渣软食→普食逐渐过渡,并观察患者有无恶心、呕吐、腹痛、腹胀、腹泻等现象,根据患者情况及时调节饮食。

1. 流质食物

流质食物指呈液体状态,或在口腔能溶化为液体的食物(见图7-3-1),包括以下几类。

(1)各种稠米汤、稀麦片粥、藕粉、杏仁茶等。

(2)各种清肉汤、清鸡汤、肝汤、奶汤等,或西红柿汁、鲜藕汁、菜汁、过滤菜汤。

(3)牛奶、豆浆、红枣汤、冲鸡蛋羹。

(4)过滤后的红小豆汤、绿豆汤。

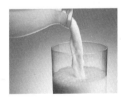 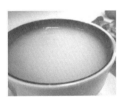 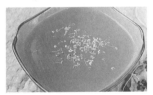

①牛奶　　　　　②小米汤　　　　　③藕粉

图7-3-1

2. 半流质食物

半流质食物指介于液体与固体之间的食物(见图7-3-2),包括以下几类。

(1)各种稀饭(含白米、肉末、碎菜、豆沙、枣泥等)。

（2）各种肉汤（含鸡泥、肝末、少量嫩肉丝、熟鸡丝、鱼虾丸、鱼片等）、浓的菜汤、少量菜泥等。

（3）蛋羹、蛋花汤等。

（4）嫩豆腐、豆腐脑、豆腐汤等。

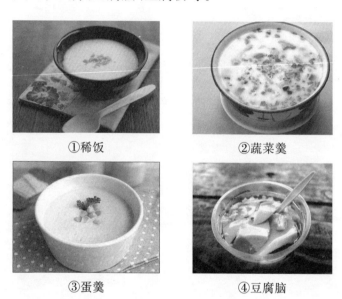

①稀饭 　　　　　　　　②蔬菜羹

③蛋羹 　　　　　　　　④豆腐脑

图7-3-2

3. 软 饭

软饭指口感较软的饭菜（见图7-3-3），包括以下几类。

（1）软米饭、馒头、包子、饺子、各种发面蒸食、面条、馄饨、粥类。

（2）比较细嫩的瘦肉切碎制软或制成肉丸、肉饼、烩鸡丝等。

（3）蔬菜要切碎制软。

（4）蛋类不可高温油炸，可煮、蒸、摊、煎嫩蛋。

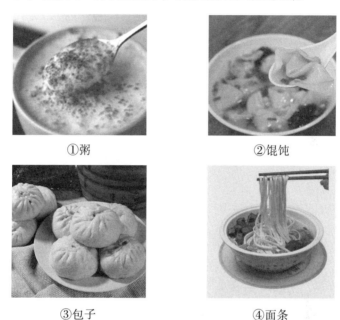

①粥　　　　　　　　　　②馄饨

③包子　　　　　　　　　　④面条

图7-3-3

三、围手术期营养注意事项))))

1. 对于刚做了大手术的患者来说，哪些食物可以吃？哪些不能吃？有什么忌口？

在非特殊情况下，一般术后1周内患者应少摄入易引发胀气的或有刺激性的食物，如牛奶、黄豆制品、地瓜、马铃薯、芋苪、洋葱和含有过多精制糖的食物等。

在术后1个月内,尤其是术后2周内,患者应限制摄入富含粗纤维的食物,如芹菜、大白菜、香菜、蒜苗、韭菜、香椿、冬笋、毛笋、菠萝等,以减少未消化的粗纤维与胃肠吻合口的摩擦,及减少大便次数。

当然,辛辣、有刺激性、不新鲜、不卫生的食物也应忌口。

2. 患者术后胃口差,摄入减少,如何补充营养?

当患者胃口差、摄入食物较少时,可按医嘱通过口服或管饲的方法,给予患者肠内营养制剂以补充营养。肠内营养制剂能量密度高,营养素齐全,易消化吸收。另外,医生会视患者病情给予部分肠外营养支持。

3. 患者出院后如何加强营养?

患者出院后可选择高蛋白质、高热量、高维生素、低脂肪、新鲜、易消化的食物。动物性蛋白质的最佳来源是鱼类、禽肉类,也可食用蛋羹、酸奶;植物性蛋白质以豆制品为佳。进普通饮食后,应多食蔬菜、水果、谷物、薯类等。

体重下降、消瘦、食量少的患者或中老年患者,进食不足时需补充肠内营养液或特殊医学配方食品,每天2~3次,每次200毫升。进食荤菜不足者可以补充乳清蛋白粉。

第四节 吸烟对健康的危害

一、烟草中的有害物质

据研究发现,吸烟的人会有一半死于与吸烟相关的疾病,其中有一半人的寿命将不足70岁。平均来说,与不吸烟的人相比,吸烟者的寿命要减少10～15年。

烟草燃烧产生的烟雾中含有7000多种已知的化学物质,它们是造成吸烟者成瘾和健康受损害的罪魁祸首,其中主要的有害物质包括以下几种。

1. 尼古丁

尼古丁具有成瘾性。尼古丁可引发血管收缩、心跳加快,使血压升高;可造成血管内膜受损,加重动脉硬化;可引起冠状动脉痉挛,诱发心绞痛和心肌梗死。

2. 焦 油

焦油是烟草燃烧后产生的黑色物质,在烟雾中以细小颗粒的形式存在。焦油是引起肺癌和喉癌的原因之一,同时也会加重哮喘和其他肺部疾病的症状。此外,焦油还会造成吸烟者手指和牙齿发黄。

3. 一氧化碳

一氧化碳是使氧气脱离血液中红细胞的物质，可造成机体缺氧。此外，一氧化碳还会使人体胆固醇水平增高，加速动脉粥样硬化，造成血液黏稠，容易形成血栓，进而造成血管堵塞。

4. 放射性物质

烟草中含有放射性致癌物质。

5. 其他有害物质

烟草中还含有氰化钾、甲醛、丙烯醛、砷、汞、镉、镍、氨、砒霜、杀虫剂等有害成分。

二、吸烟与肺癌

吸烟时间越长，吸烟量越大，肺癌的发生风险就越高。

三、吸烟与心脑血管疾病

经常吸烟的人血黏度会发生改变，其体内二氧化碳等酸性物质也会增加，从而影响红细胞膜的通透性和红细胞变形能力，促使血液中的红细胞、血小板等大量聚集，使全血黏度增高，形成血栓。血栓如果发生在心脏冠状动脉，就可能导致心肌梗死；如果发生在脑血管中，就可能导致脑卒中。

四、吸烟与呼吸系统疾病 》

慢性阻塞性肺疾病是一种由慢性支气管炎、肺气肿等疾病发展而来的气流受阻的慢性疾病。患者的肺脏因接触有害微粒（如烟草中的有害物质）或气体，而产生异常的炎症反应，炎症反应随时间进展逐渐加重。起始患者会出现慢性咳嗽、咳痰，之后逐渐出现活动后甚至静息时呼吸困难（喘息），最后出现心力衰竭（肺源性心脏病）及呼吸衰竭。世界卫生组织预计2030年慢性阻塞性肺疾病将成为全球第四大致死性疾病。

五、吸烟与其他疾病 》

吸烟与多种疾病的发生有关，包括：口腔癌、胃癌、咽喉癌、骨质疏松症和髋关节骨折、胰腺癌、白内障、膀胱癌、眼底黄斑病变、肾癌、肢体坏疽、白血病、牙龈炎、宫颈癌等。

六、吸烟与男性健康 》

吸烟可导致男性性功能障碍。吸烟是引起阳痿的重要因素之一，它导致阳痿发生的最重要的病理基础是血液循环不良。在阳痿的患者中，吸烟者比例显著高于同年龄段的正常人群。吸烟越多，发生阳痿的可能性就越高。

此外，吸烟还可导致男性不育症。吸烟导致男性精子数量减少,并且造成精子质量降低,进而影响男性的生殖能力。

七、吸烟与女性健康

1. 吸烟可使女性加速衰老。

2. 吸烟可增加妇女宫外孕的发生风险。

3. 吸烟可导致女性不孕。

4. 吸烟会引发骨质疏松。

5. 吸烟易致妇科肿瘤。①乳腺癌:近年来,乳腺癌的发病率逐年增高,与吸烟这个环境因素有很大的关系,吸烟越多,吸烟时间越长,妇女患乳腺癌的风险就越大。②宫颈癌:吸烟是人乳头状瘤病毒感染者发生宫颈癌的高危因素。吸烟时间越长,每天吸烟量越多,风险就越高。③卵巢囊肿:吸烟使妇女患卵巢囊肿的风险升高。

6. 吸烟对胎儿和产妇的影响:母亲吸烟会影响腹中胎儿的生长,可以造成流产、早产以及低体重儿和胎儿畸形。此外,吸烟还会造成母乳分泌量减少。

八、被动吸烟的危害

被动吸烟指不吸烟者吸入吸烟者呼出的烟雾及卷烟燃烧产生的烟雾,也称为"非自愿吸烟"或吸"二手烟"。被动吸烟会对人体产生以下危害。

1. 被动吸烟者吸入的烟雾中含有多种有毒物质和致癌

物,如一氧化碳、一氧化二氮、甲醛、乙醇、甲烷、甲苯、氰化氢等。

2. 被动吸烟同样有害健康,可增加被动吸烟者患癌症、呼吸系统疾病、心脑血管疾病等多种疾病的概率。

3. 被动吸烟不存在所谓的"安全暴露"水平,只要房间中有吸烟的人,其他人就会受到危害。

4. 室内划分吸烟区和非吸烟区、采取通风措施等不能消除二手烟的危害,只有100%的室内无烟环境才能避免吸"二手烟"。

九、吸烟的误区

1. 误区一:可以吸带过滤嘴、焦油含量低的"好烟"

焦油含量低并不代表对人体的危害小。吸低焦油卷烟的人患与烟草所致相关疾病的概率并不降低;吸不同焦油含量卷烟的人的尿液中致癌物水平没有变化;同时,卷烟焦油含量降低,相应尼古丁水平下降,导致吸烟者为了获得更多的尼古丁而增加吸烟量,并且吸食深度也相应加大。另外,低焦油卷烟还会使吸烟者产生侥幸心理,认为危害性低,更不容易戒烟。

2. 误区二:吸烟有助于保持身体苗条

由于烟草中的尼古丁本身具有抑制食欲的作用,且烟草对舌头上的味蕾有一定的破坏作用,人体在进食食物时会品尝不出食物的味道。但是,利用这种方法保持体重是很危险的做法。建议通过运动和调整膳食来达到减轻体重的目的。

3. 误区三:有些人吸了一辈子烟也没事

每个人的体质都是有差异的,因此并非所有的吸烟者都会患肺癌或因肺部疾病导致死亡。但不可否认的是,吸烟者患肺癌和其他疾病的风险及死亡率远高于非吸烟者。仅根据自己身边的个别现象就认为吸烟可能是无害的,这是不明智的想法。

4. 误区四:年轻人不必担心患肺癌

事实上,吸烟可以导致至少10种不同的癌症,肺癌仅是其中的一种。并且,肺癌可发生于任何年龄层人群。吸烟致癌的后果往往在吸烟几年甚至几十年后才会表现出来,因此,年轻时没有患癌症并不表示以后不会患。研究表明,在长期吸烟者中,约有一半人死于与吸烟相关的疾病。

5. 误区五:戒烟很容易,想戒就戒

事实上这种想法是错误的。烟草中的尼古丁是一种高度成瘾性物质。一旦吸烟成瘾,与任何物质成瘾一样,完全戒除是有一定的困难的。有两位英国流行病学专家从20世纪50年代开始追踪当时英国近4万名临床医生,研究他们的吸烟行为与其健康之间的关系。该研究持续了50年,在研究的过程中,两位流行病学专家在英国的医学期刊上不断发表研究结果,揭示了吸烟与肺癌、心血管疾病及生存时间的关

系。在研究开始时,英国男性医生的吸烟率是70%。研究结果显示,虽然他们有丰厚的收入和最好的医疗照护,但是吸烟会使他们像普通人一样患上肺癌、冠心病等疾病。如果不戒烟的话,这些医生也会像普通人一样,提前10～15年死亡。入组的医生们看到这个研究结论后,很多人开始戒烟,但即使是患了冠心病的医生,也仅有不到一半的人能够摆脱对尼古丁的依赖,彻底戒烟。由此可知,戒烟并不是一件容易的事情。通过大样本人群观察发现,决心戒烟的人平均要经过7～10次努力才能够成功戒烟。

6. 误区六:戒烟失败了,肯定再也戒不了烟了

戒烟的过程是比较漫长的,完全依靠自己戒烟,十个戒烟者九个可能失败,大部分人要戒好几次才会成功。如果有医护人员进行指导,成功率可增加2～3倍。如果吸烟者有能力停止吸烟一段时间,那就表明其可以不依赖烟草生活,这本身就是一种成功。即使戒烟失败了,也不要泄气,鼓励自己重新开始,并尽快计划一次新的尝试。

十、戒烟的好处 》》

1. 有益于提高自己的生活质量

不吸烟,就不必把钱化为烟雾,也不必花钱治疗因吸烟引发的各种疾病,而且还可以用省下来的钱更健康地享受生活。

2. 有益于他人的健康

烟草燃烧时产生的烟雾中所含的化学物质在被别人吸入后亦会影响他们的健康,而这些人恰恰是自己身边最亲近的人,如父母、妻子、儿女、朋友、同事等。

此外,吸烟行为还可能导致子女效仿,而他们还处于生长发育中,吸烟会对他们造成更大的伤害。戒烟有助于建立良好的个人形象,尤其是给孩子树立良好的榜样,还有助于在社会交往中给别人留下良好的印象。

十一、如何戒烟

1. 制作一张24小时吸烟情况登记表:记录每次吸烟的时间和吸烟时正在做什么;分析吸烟的情况:一天共吸几支烟? 在什么情况下吸烟?

2. 不要再买烟,如果你从不给别人递烟,别人也会逐渐停止给你递烟。

3. 在戒烟期间,另培养一个业余爱好。

4. 当想吸烟时,请家人或不吸烟的朋友提醒你。

5. 每次想吸烟时,先等待10分钟,做深呼吸或握拳后缓慢放松,吸烟的欲望就会慢慢消失。如果停止吸烟,机体就会开始修复因吸烟引起的损伤。

第五节　用药安全

在医生开处方时,患者应告知医生自己目前正在服用的药物或保健品、药物过敏史(或使自己感觉不舒服的药物),以及目前是否在接受其他治疗,无论是西医、中医,还是其他治疗,都应如实告知医生。

一、正确用药原则

1. 药物可以治疗疾病或改善症状,但不合理使用会延误治疗,浪费资源。

2. 按照正确的用法、用量使用药品,不可随意加减用量。

3. 勿自行购买抗生素或催眠药等处方药。

4. 不服用他人的药物。

二、安全用药叮咛

不可不知的住院用药三大"问":问清楚、问仔细、问明白。

叮咛一:用药有记录,治病更安全

1. 主动向医生告知自己的用药情况。

2. 不服用未经医生许可的药物。

3. 避免药物过敏再发生。

叮咛二：检查、治疗问清楚，治病更安心

1. 主动向医生询问治疗方式。

2. 主动关注治疗药物与服药时间。

3. 主动了解治疗中的禁忌。

叮咛三：出院时注意用药细节，回家更安心

1. 出院时再次确认所需药物。

2. 如有疑问，立即询问医生。

四、药物正确保存方法))

1. 药物宜放在儿童不易拿到的地方。

2. 药物应避光、避湿、避热，置于干燥、阴凉处保存。

3. 药物应放置在原有包装内，内服药与外用药需分开保存，以免混淆。

4. 滴眼剂、胰岛素制剂等在开封1个月内未用完者，应丢弃。

五、服用药物的方法))

1. 服药时最好用白开水送服，不要用咖啡、茶、果汁、牛奶等送服药品。

2. 服药时，依照药事人员指示，或详细阅读说明书内容后按说明服用，并注意药品有效期。

第六节　预防跌倒十知

一、易跌倒的高危人群

1. 年龄大于60岁者。

2. 无人照顾的患者。

3. 曾有跌倒发生史的患者。

4. 步态不稳者。

5. 贫血或体位性低血压者。

6. 营养不良、虚弱、头晕者。

7. 意识障碍(失去定向感、躁动不安)患者。

8. 服用影响意识或活动能力的药物,如服用利尿药、镇痛药、泻药、镇静催眠药及治疗心血管疾病药物。

9. 睡眠障碍者。

10. 肢体功能障碍者。

二、预防跌倒"十知"

第一知:当患者服用催眠药后,或出现头晕、血压不稳情况时,下床时先坐在床缘,再由家属扶下床。

第二知:当患者需要协助而无家属在旁时,可立即按床头红灯,通知护理人员。

第三知:如发现地面湿滑,及时告知护理人员,以防其他患者经过时不慎滑倒。

第四知:物品尽量置于柜内,保持走道通畅。

第五知:在床栏拉起时,若患者需下床,应先将床栏放下,切勿翻越。

第六知:当患者躁动不安、意识不清时,陪护人员可将床栏拉起,并对患者予约束和保护。

第七知:若患者的衣裤过于宽大,应更换合适的衣裤。

第八知:患者应穿防滑鞋,切勿赤脚下地行走。

第九知:除熄灯时段,病房尽量保持灯光明亮。

第十知:患者如厕时,若有紧急事故,可按卫生间内的红灯,通知护理人员。

第七节　预防压疮

压疮是由于人体局部组织长时间受压而导致的皮肤和皮下组织损伤。轻者表现为局部皮肤发红,重者则会出现深达肌肉、骨骼的深洞。压力作用于皮肤时会挤压皮肤的小血管,如果皮肤缺血、缺氧时间过长,就会导致局部组织坏死,形成压疮。如压力消除后,局部皮肤的红色消退,则不为压疮。

一、压疮的征象

1. 浅肤色的人种,局部皮肤表现为粉红色、红色,压之不褪色;深肤色的人种,局部为蓝色或紫色。

2. 局部感觉发硬或温热。

3. 水泡、擦伤或皮肤破损。

4. 局部组织肿胀。

5. 骨突处疼痛。

二、压疮分期

1. 一期

压疮一期,皮肤完整,手指下压身体受压发红区,皮肤颜色不会变白(见图7-7-1)。

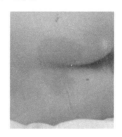

图7-7-1　压疮一期

2. 二期

压疮二期,皮肤损伤在表皮或真皮。溃疡呈表浅性,可见擦伤、水泡或浅的火山口状伤口(见图7-7-2)。

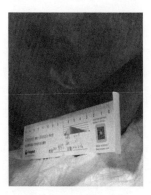

图 7-7-2　压疮二期

3. 三期

压疮三期,溃疡侵入皮下组织,但尚未侵入筋膜。查体可见深的火山口状伤口(见图7-7-3)。

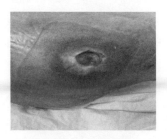

图 7-7-3　压疮三期

4. 四期

压疮四期,组织被破坏,或坏死至肌肉层、骨骼、支持性结构（如肌腱、关节囊）（见图7-7-4）。

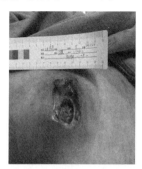

图7-7-4 压疮四期

5. 可疑深部组织损伤期

可疑深部组织损伤期,局部皮肤完整,但有潜在软组织损伤,皮肤呈紫色或紫褐色,表皮或呈现充血的水泡。即使给予适当的治疗,损伤处也可能急速转变至暴露皮下组织（见图7-7-5）。

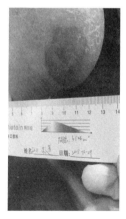

图7-7-5 可疑深部组织损伤期

6. 不可分期

全皮层缺失,溃疡基底有焦痂或黄色腐肉掩盖(见图7-7-6)。

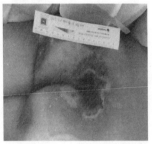

图 7-7-6 不可分期

三、引起压疮的原因

引起压疮的原因主要是局部组织受到的压力、剪切力和摩擦力。发生压疮风险的高低取决于患者的危险因素的数量和严重程度。

四、寻找危险因素

如患者出现以下情况,需注意预防压疮。

1. 长期卧床或坐轮椅:如果患者必须长期卧床或坐在椅子或轮椅上,则其发生压疮的风险较高。

2. 不能移动:如果患者在无他人协助的情况下不能自己改变体位,则其发生压疮的风险亦较高。深昏迷、截肢或髋部骨折的患者发生压疮的风险最高。如患者能自行改变体位,则压疮的发生风险会显著降低。

3. 大小便失禁:如果患者皮肤一直处于尿液、粪便或者汗液的浸渍中,就会受到刺激,其皮肤发生压疮的风险会很高。

4. 营养状况差:如果患者不能均衡饮食,就有可能造成营养不良。营养不良的患者更易发生压疮。

5. 意识下降:当患者意识下降时,机体不能有效活动,此时易发生压疮。

五、压疮好发部位

压疮好发于承受压力最大的骨骼突出处的皮肤和组织(见图7-7-7和图7-7-8)。对于平躺在床上的患者,大部分压疮发生在患者的后背部、尾骶部、股骨粗隆部或足跟。对于坐轮椅或坐椅子的患者,压疮部位的形成与坐姿有关。此外,压疮还可发生于膝、脚踝、肩胛骨、后脑勺和脊柱部位。

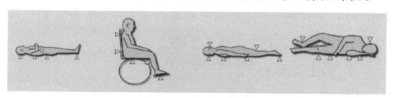

图7-7-7 压疮好发部位

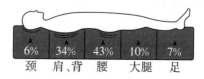

图7-7-8 身体各部位发生压疮的概率

六、压疮的预防 》》

1. 观察皮肤

每天至少观察一次患者的皮肤,尤其是对于那些局部已不再受压而皮肤依然发红的部位。患者自己也可以借助镜子来观察那些不易看到的部位。

2. 保持皮肤干爽、清洁

当皮肤受到汗渍、大小便等的浸渍后,应立即清洗干净。使用海绵或者柔软的布来清洁皮肤,以减少对皮肤的损伤。如果潮湿状况不能有效控制,可以使用尿布垫使尿液迅速被吸收,从而创造干燥的环境。润肤露或润肤油可以减轻尿液、粪便或者伤口引流液对皮肤的刺激。

3. 清洁皮肤

勤洗澡可以使患者皮肤保持清洁和舒适。用温水（40℃)和温和的香皂(避免使用碱性肥皂)来洗澡。如每天洗澡,可用润肤露来防止皮肤干燥。

4. 防止皮肤过干

使用润肤露或润肤油,避免寒冷或过干空气刺激皮肤。

5. 防止皮肤受损

避免按摩患者躯体的骨突处。按摩不当会造成患者皮下组织损伤,使患者更容易发生压疮。如果患者躺在床上,应至少每2小时更换一次体位,以减少骨突处的压力;如果患者坐轮椅,应每小时更换体位;如果患者可自行移动身体,取坐位时,应每15分钟抬高肢体或移动身体。

6. 防止摩擦

需注意的是,在给患者重新摆放体位时,要完全抬空身体,不要拖、拉患者。摩擦会使患者表层皮肤破损,并损伤皮下血管。在抬空患者身体时,可以使用挂在头顶的吊架来协助,也可以使用床单来抬空患者。皮肤保护膜可用于减少摩擦造成的皮肤损伤。避免使用

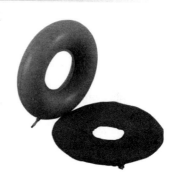

图7-7-9　环形气圈

环形气圈类工具(见图7-7-9),因为气圈垫会使局部血液循环受阻,造成静脉淤血和组织肿胀,并影响汗液蒸发而刺激皮肤,引起压疮。

七、卧床患者注意事项

1. 每天至少观察一次受压处皮肤。

2. 经常洗澡,保持患者皮肤清洁和舒适。

3. 防止皮肤过干。

4. 避免使用环形垫。

5. 参与康复项目。

6. 减少摩擦,陪护人员为患者更换体位时要抬空,不要

拖、拽,局部使用玉米粉(不用滑石粉)。

7. 至少每2小时更换一次体位:使用枕头或楔形垫来保持患者两侧膝关节之间和两侧踝关节之间不互相接触。当患者取侧卧位时,避免将股骨粗隆点作为直接受力点。尽可能选择可以将患者体重和压力平均分布的体位,也可以借助枕头来摆放体位。如果患者完全丧失了移动能力,患者取卧位时,可以将枕头放在其小腿下,保持脚后跟抬空。不要将枕头放在患者腘窝下。

8. 可使用含泡沫、空气、凝胶或水的特殊垫子:这些垫子可以帮助患者预防褥疮。此外,也可以请专业人员来帮助患者选择最合适的床垫。

9. 适度抬高床头:如果没有其他禁忌证,床头不要抬太高,因为床头抬高超过30°时,患者容易从床面上往下滑,在这个过程中会损伤患者的皮肤和小血管,从而发生压疮。

八、坐椅子患者的注意事项 》》

1. 每小时更换体位:患者如果不能自行改变体位,则需陪护人员每小时给患者重新摆放体位。坐轮椅的患者如果自己能抬空身体,则每15分钟抬空一次身体。同时,保持良好、舒适的坐姿、坐位也很重要。

2. 泡沫、凝胶或空气垫可用于减压,咨询专业人员为患者选择合适的坐垫。避免使用环形坐垫(如气垫圈或轮胎等),因为环形坐垫会减少周边组织的血供,引起组织肿胀,增加发生压疮的概率。

九、大小便失禁患者的注意事项

1. 一旦有尿液、粪便等浸渍,要尽快为患者清洁皮肤。

2. 评估和治疗尿液渗漏。

3. 如果不能控制潮湿,应使用吸收垫以尽早吸收液体,使患者皮肤表层保持干燥。使用润肤露或润肤油保护皮肤。

十、意识障碍患者的注意事项

应根据患者的具体情况,制订相应的预防压疮措施。对于大小便失禁的患者,要做好大小便失禁护理。对于小便失禁的患者,可使用尿垫、纸尿裤;对于小便失禁男性患者,可采用保鲜袋法。对于大便失禁的患者,可使用卫生棉条,将其置入肛门内4~6厘米。

十一、增加营养

1. 均衡饮食:每天进食足够的碳水化合物(如米、面等)、蛋白质(如肉、奶、蛋等)、脂肪(如油)、维生素(如各类蔬菜、水果)等,以促进机体的康复和保持皮肤的健康。健康的皮肤具有更强的对抗有害刺激的能力。

2. 如果患者不能进普通饮食,应与医生沟通使用营养补充剂。

十二、增强患者的移动能力))

康复项目可以帮助部分患者获得移动能力和独立能力。

十三、积极参与自己的护理))

意识清醒的患者可主动参与压疮的自我预防;对于意识障碍的患者,应向其家属讲解预防压疮的重要性,告知其压疮重在预防。

预防压疮并不需要使用所有前述的预防手段,最好的措施是基于患者的个人状况,选择患者需要的预防措施。

第八节　深静脉血栓形成预防及护理

深静脉血栓形成(DVT)是指血液在深静脉腔内不正常凝结,阻塞静脉管腔,导致血液回流障碍。深静脉血栓形成往往是一些疾病的并发症,如果没有有效的预防和控制,血栓一旦脱落,就可能引起肺栓塞而危及生命。

一、病 因))

根据Virchow的血栓形成三因素学说,静脉血流滞缓、静脉壁损伤、血液高凝状态是血栓形成的主要机制。此外,下肢深静脉血栓形成的高危因素还包括手术、外伤、妊娠、恶性肿瘤、中心静脉置管、静脉曲张和浅表静脉血栓等。

二、临床表现))

急性期DVT可引起下肢疼痛、水肿、触痛、发热、发绀等表现,慢性期可出现下肢肿胀、浅静脉曲张、下肢酸胀、色素沉着等,严重者可形成溃疡。下肢DVT的临床表现因血栓发生部位、时间、范围、侧支循环建立的不同而有所差异,具体如下。

1. 小腿静脉血栓形成

小腿静脉血栓形成的临床表现为小腿轻度疼痛及紧束感,足踝关节同时伴有轻度肿胀。

2. 股静脉血栓形成

股静脉血栓形成的临床表现为小腿肿胀,疼痛日益明显,肿胀严重者可达膝关节水平。

3. 髂股静脉血栓形成

髂股静脉血栓形成的临床表现为患侧腹股沟区及髂股静脉行经处的体表有明显疼痛及压痛,患者可伴有发热、心动过速、白细胞计数增高的全身症状。

血栓脱落可造成肺栓塞,患者出现咳嗽、胸痛、呼吸困难,严重者可导致休克、猝死。

三、诊　治

1. 初期治疗

患者应卧床休息,抬高患肢,使患肢高于心脏水平20～30厘米,膝关节稍屈(5°～10°),以缓解急性期患肢的肿胀和疼痛。可穿弹力袜以适当压迫浅静脉,促进静脉血液回流。

2. 药物治疗

药物治疗包括抗凝、溶栓及降低血黏度等治疗。下肢DVT确诊后,应立即给予皮下注射低分子肝素或静脉肝素,同时给予口服华法林抗凝治疗。急性期血栓尚未机化者可行溶栓治疗,以最大限度去除血栓负荷,减轻症状。溶栓治疗常用药物主要为尿激酶、链激酶等。但溶栓治疗有严格的适应证和禁忌证,在溶栓过程中可能出现溶栓失败和出血。降低血黏度的药物有右旋糖酐。

3. 手术治疗

对于急性期髂股静脉血栓形成者,可行手术治疗,且手术越早效果越好。一般发病一周内取栓效果最好,如病程较长,血栓与血管内膜粘连,则取栓效果不佳。另外,行腔内超声血栓消融术和血栓消融器溶栓术效果亦较好。

四、护 理

1. 评 估

规范DVT风险评估,采用深静脉血栓风险评估量表(Autar量表)进行DVT风险评估,根据评估结果实施相应的护理措施。

2. 心理护理

患者因肢体功能改变、疼痛等会产生焦虑、易怒等不良情绪,故应向患者讲解相关疾病知识,以缓解患者紧张情绪,鼓励患者保持良好的心理状态,积极面对治疗。

3. 体位与肢体锻炼

抬高患者下肢,使其高于心脏水平20~30厘米(见图7-8-1),可在膝关节下垫一宽大软枕,使膝关节微屈,以促进血液回

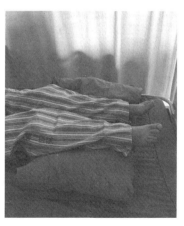

图7-8-1 抬高下肢,使其高于心脏水平20~30厘米

流,减轻下肢肿胀,增加患者舒适度。患肢制动,切勿热敷、按摩,以免血栓脱落。

存在 DVT 风险的患者适当进行肢体锻炼,可明显降低 DVT 发生的风险。对于手术后麻醉未完全清醒、无法自主活动的患者,应予被动肢体锻炼,为患者进行双下肢肌肉的按摩。对于允许下床活动的患者,应在保证其安全的情况下,鼓励患者早期下床活动。

4. 饮食指导

患者宜进食粗纤维、低脂肪、富含维生素的饮食,保持大便通畅,避免腹内压增高影响静脉回流。

5. 用药护理

在患者药物治疗期间需注意观察有无出血征象,如鼻出血、皮肤黏膜出血、牙龈出血等,如有出血,应及时告知医生,予暂停或减量使用抗凝药物,必要时给予鱼精蛋白拮抗。及时监测凝血功能。输液完毕延长按压穿刺点的时间。

6. 病情观察

肺动脉栓塞是下肢静脉血栓形成最严重的并发症,一旦发生,将危及患者生命。因此,应密切观察患者是否出现胸闷、胸痛、呼吸困难、咯血等症状,一旦发生上述情况,应立即让患者平卧,避免剧烈活动,监测其生命体征及血氧饱和度,配合医生救治患者。

五、健康指导 》》

1. 患者应养成良好的生活习惯,进食新鲜蔬菜、瓜果,多饮水,保持大便通畅,戒烟戒酒。

2. 在病情许可的情况下,患者需多活动,但要避免劳累和过度活动。保证充足睡眠,保持心情舒畅。急性期后10~14天可下床活动,做足、背伸曲活动,以促进静脉回流。

3. 物理预防:穿循序加压弹力袜,增强双下肢静脉血液回流,预防 DVT。此外,也可使用间歇充气加压泵(见图7-8-2),通过周期性加压、减压的机械作用,加速下肢血液回流,提高下肢纤维蛋白溶解的速率,达到预防血栓形成的目的。

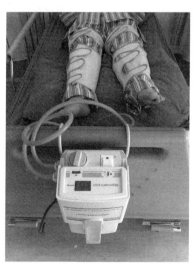

图7-8-2 间歇充气加压泵治疗

4. 嘱咐患者按医嘱服药,并指导患者及家属注意观察患者皮肤、黏膜等有无出血征象,一旦发现,应及时就诊。

第九节　疼痛护理

一、疼痛的定义 》》

1. 疼　痛

国际疼痛协会(IASP)对疼痛作如下定义:疼痛是一种令人不快的感觉和情绪上的体验,与现存的或潜在的组织损伤相关联。它是一种主观的感受,而不仅仅是一种简单的生理应答,它与每个人的生理体验及以往的经历有关。

2. 爆发性疼痛

爆发性疼痛是指疼痛患者在持续性慢性疼痛的基础上,每日再出现疼痛程度的突然加重,每次疼痛时间不超过30秒。

3. 偶发性疼痛

偶发性疼痛也称活动相关性疼痛,主要与某些特殊的活动相关,如进食、排泄、翻身、走路等。

二、疼痛的分类

1. 按病理生理学机制分为伤害感受性疼痛和神经病理性疼痛

（1）伤害感受性疼痛：伤害感受性疼痛是指因有害刺激作用于躯体或脏器组织，使躯体或脏器组织结构受损而导致的疼痛。伤害感受性疼痛与实际发生的组织损伤或潜在的损伤相关，是机体对损伤表现出的生理性痛觉信息传导与应答的过程。伤害感受性疼痛包括躯体痛和内脏痛。躯体痛常表现为钝痛、锐痛或压迫性疼痛；内脏痛通常表现为定位不够准确的弥散性疼痛和绞痛。

（2）神经病理性疼痛：神经病理性疼痛是指由于外周神经或中枢神经受损，痛觉传递神经纤维或疼痛中枢产生异常神经冲动所致的疼痛。神经病理性疼痛常表现为刺痛、烧灼样痛、放电样痛、枪击样痛、麻木痛、麻刺痛、幻觉痛、中枢性坠胀痛等，常合并自发性疼痛、触诱发痛、痛觉过敏和痛觉超敏。治疗后慢性疼痛也属于神经病理性疼痛。

2. 按发病持续时间分为急性疼痛和慢性疼痛

癌症疼痛大多表现为慢性疼痛，与急性疼痛相比较，慢性疼痛持续时间长、病因不明确、疼痛程度与组织损伤程度呈分离现象，可伴有痛觉过敏、异常疼痛、常规止痛治疗效果不佳等特点。慢性疼痛与急性疼痛的发生机制既有共性也有差异。慢性疼痛的发生,除伤害感受性疼痛的基本传导调制过程外,还可表现出不同于急性疼痛的神经病理性疼痛机制,如伤害感受器过度兴奋、受损神经异位电活动、痛觉传导中枢敏感性过度增强、离子通道和受体表达异常等。

三、疼痛评估的常用方法

1. 数字疼痛分级法

数字疼痛分级法(NRS)是使用《疼痛程度数字评估量表》(见图7-9-1)对患者疼痛程度进行评估的方法。将疼痛程度用数字0~10来表示,"0"表示无疼痛,"10"表示最剧烈的疼痛。由患者自己选择一个最能代表自身疼痛程度的数字,或由医护人员询问患者:你的疼痛有多严重?由医护人员根据患者对疼痛的描述选择相应的数字。按照疼痛对应的数字将疼痛程度分为以下三级:轻度疼痛(1~3),中度疼痛(4~6),重度疼痛(7~10)。

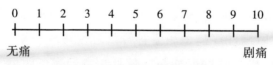

图7-9-1　疼痛程度数字评估量表

2. 面部表情疼痛评分法

面部表情疼痛评分法(FPS-R)是由医护人员根据患者疼痛时的面部表情状态,对照《面部表情疼痛评分量表》(见图

7-9-2)进行疼痛评估的方法。该方法适用于表达困难的患者,如儿童、老年人,以及存在语言、文化差异或者存在其他交流障碍问题的患者。

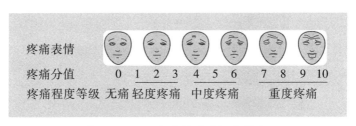

图7-9-2　面部表情疼痛评分量表

3. 主诉疼痛程度分级法

主诉疼痛程度分级法(VRS)根据患者对疼痛的主诉,将疼痛程度分为轻度、中度和重度三类。

(1)轻度疼痛:有疼痛,但可忍受。生活正常,睡眠无干扰。

(2)中度疼痛:疼痛明显,不能忍受,要求服用镇痛药物。睡眠受干扰。

(3)重度疼痛:疼痛剧烈,不能忍受,需用镇痛药物。睡眠受严重干扰,可伴自主神经紊乱或被动体位。

4. 疼痛行为评分量表

疼痛行为评分量表(FLACC)适用于无法口头表达疼痛的患者或年龄在4个月至7岁的儿童的疼痛评估。该量表包括患者面部表情、下肢、活动能力、哭泣、安抚程度五个评估项目,每个项目0～2分,总分0～10分(见表7-9-1)。

表7-9-1　疼痛行为评分量表(FLACC)

评估项目	评分细则	得　分
面部表情	0分　放松的,没有表情或微笑 1分　偶尔出现愁眉苦脸、畏缩或淡漠 2分　经常或持续出现紧张、皱眉、咬紧牙关、下巴颤抖	
下　肢	0分　姿势正常或放松的 1分　不舒服、焦躁不安、紧绷、下肢很直;很僵硬或快速伸展、屈曲 2分　踢脚或抬腿	
活动力	0分　平静卧床、正常姿势、能轻易移动 1分　身体扭曲、辗转反侧、紧绷 2分　身体拱起、僵硬或痉挛	
哭　泣	0分　清醒时或睡觉时没有哭泣 1分　呻吟或呜咽,偶尔抱怨 2分　持续哭泣、尖叫或啜泣,频繁抱怨	
安抚程度	0分　满意的、放松的 1分　可借由偶尔的触摸、拥抱或谈话使之分心 2分　难以被安慰或抚平	
总　分(以上评分之和大于3分就表示疼痛)		

5. 昏迷患者疼痛评分量表

昏迷患者疼痛评分标准表适用于评估昏迷患者,评分内容包括面部肌肉和表情、休息、肌张力、发声、安抚五个方面,每个项目0～2分,总分0～10分。

表7-9-2　昏迷患者疼痛评分量表

评分项目	评分细则	得　分
面部肌肉和表情	0分　面部肌肉放松 1分　面部肌肉紧张、扭曲,皱眉 2分　经常或一直皱眉,咬紧牙床	
休　息	0分　安静,表情安详,肢体活动正常 1分　偶尔休息不好,有时改变体位 2分　经常休息不好,频繁改变体位,如改变四肢和头部体位	
肌张力	0分　肌张力正常,肌肉放松 1分　肌张力增强,手指或脚趾屈曲 2分　肌肉僵硬	
发　声	0分　无异常发声 1分　偶然发出呻吟声、哼声、哭泣或啜泣声 2分　频繁或持续的发出呻吟声、哼声、哭泣或啜泣声	
安　抚	0分　满足的,放松的 1分　通过谈话可分散注意力或得到安抚 2分　很难通过抚摸、谈话得到安抚	
总　分(以上评分之和大于3分就表示疼痛)		

四、疼痛对机体的影响 》

1. 对心血管系统的影响

疼痛可引起体内儿茶酚胺、血管紧张素、醛固酮、抗利尿激素等活性物质的释放。儿茶酚胺可引起心率加快、心动过速;血管紧张素可引起血管收缩、血压升高;醛固酮、抗利尿激素可引起水钠潴留。这些反应最终可能导致患者心力衰竭。

2. 对呼吸系统的影响

疼痛可导致患者呼吸肌紧张、肺顺应性下降、通气功能下降,引起肺不张、缺氧和二氧化碳蓄积、水钠潴留、肺间质体液增多、通气-血流比例失调等。

3. 对内分泌系统的影响

疼痛可使人体释放多种激素,促进分解代谢的激素水平升高,促进合成代谢的激素水平降低,进而产生相应的病理生理改变。

4. 对消化、泌尿系统的影响

疼痛可导致交感神经兴奋,平滑肌张力减低,括约肌张力增高,患者出现胃肠绞痛、腹胀、恶心、呕吐、尿潴留。

5. 对免疫系统的影响

疼痛可抑制血液、淋巴和网状内皮系统,使中性粒细胞的功能减弱,抑制单核细胞活性,导致患者对病原体的抵抗力减弱,感染和其他并发症的发生率升高。

6. 对凝血系统的影响

疼痛可导致血小板黏附功能增强,纤溶系统功能降低,使患者机体处于高凝状态,易发生心脑血管意外。

7. 对康复进程的影响

疼痛可导致患者手术部位肌张力增加,不利于患者早期活动。此外,疼痛导致的失眠、焦虑等不良心理反应也会延缓患者术后康复进程。

五、药物镇痛治疗 》》

1. 镇痛药物给药原则

根据世界卫生组织(WHO)三阶梯镇痛原则,药物镇痛治疗的五项基本原则如下:

（1）口服给药:口服为最常见的给药途径。对于不宜口服的患者,可采用其他给药途径镇痛,如吗啡皮下注射、患者自控镇痛,较方便的方法有透皮贴剂等。

（2）按阶梯用药:根据患者疼痛程度,有针对性地选用不同强度的镇痛药物镇痛。①轻度疼痛:选用非甾体类抗炎药(NSAID)。②中度疼痛:选用弱阿片类药物,并可合用非甾体类抗炎药。③重度疼痛:选用强阿片类药物,并可合用非甾体类抗炎药。

在使用阿片类药物的同时,合用非甾体类抗炎药物,可以增强阿片类药物的镇痛效果,并可减少阿片类药物的用量。

（3）按时用药:按规定时间间隔规律性给予镇痛药。按时给药有助于维持稳定、有效的血药浓度。

（4）个体化给药:按照患者病情和缓解疼痛所需的药物剂量,制订个体化用药方案。在应用阿片类药物时,由于存在较大的个体差异,因此阿片类药物无标准的用药剂量。应根据患者的病情,使用足够剂量,以使患者的疼痛得到缓解。

(5)注意具体细节:对于使用镇痛药的患者,要加强监护,密切观察其疼痛缓解程度和机体反应;在联合用药时,注意药物的相互作用;尽可能减少药物的不良反应,以提高患者的生活质量。

2. 常用镇痛药物的分类

(1)非甾体类抗炎药(NSAID):吲哚美辛、塞来昔布、双氯芬酸等。

(2)弱阿片类:曲马多、可待因、布桂嗪等。

(3)强阿片类:吗啡、羟考酮缓释片、吗啡缓释片、芬太尼透皮贴剂、氨酚羟考酮等。

3. 镇痛药物的常见不良反应

(1)非甾体类抗炎药的不良反应:主要有恶心、呕吐、食欲减退、消化性溃疡、头痛、头晕、耳鸣、粒细胞减少、凝血功能障碍等。

(2)阿片类药物的不良反应:主要有便秘、恶心、呕吐、嗜睡、瘙痒、头晕、尿潴留、谵妄、认知障碍、呼吸抑制等。

第十节 放疗患者护理

放疗是放射治疗的简称,指用放射线消除病灶的治疗方法。放疗作为肿瘤治疗的一个重要手段,对于多种肿瘤具有较好的治疗效果。放疗可单独使用,也可与手术、化疗等联合使用,作为综合治疗的一部分,可以提高肿瘤患者的治愈率。

一、放疗患者的皮肤护理

1. 放疗期间皮肤护理

（1）照射区的皮肤应保持清洁、干燥,尤其是腋部、乳房与胸壁的皮褶处,以免发生感染。

（2）避免对照射区皮肤进行局部的机械性刺激及化学性刺激,如禁用粗毛巾擦拭,穿柔软的棉质衣物;避免照射区的皮肤在阳光下暴晒或受到冷、热刺激,禁止涂化妆品等刺激性用品;避免搔抓照射区内的皮肤,瘙痒时只可用手轻拍。

（3）放疗期间患者可以淋浴,但不宜过勤;只可用温凉水,浴中禁用热水及肥皂,更不可用力擦搓。保持放射野标记清楚。当标记画线不清楚时,由医生再次描记,以保证放射区域准确。

（4）应在手术切口完全愈合后再进行放疗。放疗时不能在照射区内粘贴胶布，因其所含的氧化锌被照射时可产生两次射线，从而加重皮肤反应。

2. 放疗结束后的皮肤护理

（1）放疗结束后仍需要保护照射区皮肤，特别是皮肤萎缩明显、伴有色素沉着或脱失、皮肤呈花斑状变化者。

（2）当肤色变黑、脱屑时，患者不可撕搓或用其他方法除去皮屑，皮屑会随时间延长而自然消退。

（3）对于纤维化较重的皮肤、皮下组织，应避免刺激和外伤，以免诱发经久不愈的放射性溃疡。

二、放疗期间的饮食护理 》》

放疗期间，患者味觉和食欲都会出现一定程度的下降，消化功能暂时减弱，会出现纳差、厌食、恶心、呕吐。此时，应鼓励患者进食，饮食应在营养丰富的前提下，在色、香、味上下功夫，以进食清淡且易消化的食物为准则。

注意饮食的合理搭配，以高蛋白质、高维生素、高热量饮食为佳，无须过分忌口（除辛辣食物外）。多食用新鲜蔬菜，不摄入过甜、辛辣、油炸、腌制及刺激性的食物。

若患者胃肠道不良反应较重，可进食半流质饮食，宜少量多餐。如患者出现厌食，可使用助消化药和开胃药，也可食用开胃食物,如山楂等。

三、放疗患者的随访 》》

1. 由于放疗可能引起白细胞数量减少,因此需密切观察患者血常规变化。遵医嘱每周一次或每2周一次复查血常规,并定期测量体温,以及早发现感染征象。必要时,遵医嘱使用升白细胞药物。

2. 患者应注意休息,尽量少去公共场所,以免发生交叉感染。

3. 患者应保持情绪稳定,参与力所能及的活动,避免不良刺激和劳累。

4. 注意保护照射区的皮肤,为下次放疗做好准备。

第十一节　化疗患者护理

化疗即化学药物治疗,是目前治疗恶性肿瘤的主要手段之一。化疗药物在治疗肿瘤的同时也会引发许多不良反应,因此,患者在化疗期间及化疗后均需给予细心护理。

一、化疗相关不良反应及处理))

1. 恶心、呕吐是常见现象

恶心、呕吐的患者饮水宜少量多次,但在进餐前后1小时内尽量不饮水。少量多餐,餐后休息至少2小时,但不要平卧。化疗期间饮食宜清淡,少进食油腻及油炸食物。避免同时摄取冷、热食物,可以口含八仙果、蜜饯、甘草、姜片或润喉糖,以减少恶心的出现。参与适当的体力活动,放松心情,试用想象、听音乐、看电影、与人交流等方式分散注意力。保持房间干净整齐,消除不喜欢的气味。穿着宽松的衣服。

2. 及时查找发热原因

发热时需判断是普通的感染,还是化疗导致的骨髓抑制引起的感染。对于白细胞计数降低而引起的感染,应及时予抗感染和升白细胞治疗。

3. 预防感染最重要

自患者化疗后第7天起,需要动态监测血常规,观察白细胞计数的变化。一般化疗后第2周白细胞计数降至最低。这是因为化疗药物对骨髓造血细胞有较强的杀伤作用,从而造成白细胞数量减少。一般化疗后第3周白细胞计数开始恢复。人体白细胞计数的正常值为 $4.0 \times 10^9/升 \sim 10.0 \times 10^9/升$。白细胞的主要功能是抗感染,当白细胞计数低于正常值时,患者应采取以下措施预防感染。

（1）注意休息,根据气温变化适当增减衣物,预防感冒。

（2）注意饮食调节,多饮水,进食高蛋白质、高热量的食物,以增强机体的抵抗力。

（3）保证充足的睡眠,进行适当的室内锻炼。

（4）当白细胞计数降到 2.0×10^9/升以下时,需进行升白细胞治疗。

（5）对患者身上的伤口,即使是较小的伤口,也应及时进行消毒处理,以免引起全身感染。

（6）当白细胞计数降到 1.0×10^9/升以下时,每日病房消毒2次,并减少家属探视次数。

（7）注意观察患者体温变化,以及早发现感染。

4. 腹泻、便秘可预防

化疗药物可影响患者小肠细胞的正常代谢,使肠道功能紊乱,造成腹泻。患者出现腹泻时,要注意以下几点。

（1）多饮水,最好是果汁类饮料,以补充体内丢失的钾。此外,还可进食富含钾的食物,如香蕉、橘子、土豆、桃、杏等,可减轻乏力的感觉。

（2）进食无刺激、低纤维素的饮食,腹泻严重时指导患者进流食。症状缓解后,可逐渐增加富含纤维素的食物。

（3）不进食牛奶及乳制品,防止腹胀。

（4）少量多餐,以利于肠道功能的恢复。

（5）注意大便的次数和颜色,如发现与以往不同,应及时告知医生。

（6）腹泻严重时需予静脉输液，以补充丢失的水分。

由于化疗药物对消化道黏膜有直接刺激作用，以及患者体质虚弱、活动减少等原因，可导致患者肠蠕动减慢而发生便秘。为预防便秘，患者应做到以下几点：

（1）进食富含维生素 A、维生素 C、维生素 E 的新鲜蔬菜、水果，以富含粗纤维的糙米等为主食。

（2）多饮水或果汁。

（3）多食萝卜、果酱、生黄瓜等食物，以增加肠蠕动。

（4）适当增加活动量，如饭后散步等，但不要过度疲劳。

（5）养成定时排便的好习惯。

5. 口腔溃疡莫忽视

化疗药物会损伤口腔黏膜细胞，可采取以下方法预防口腔溃疡的发生。

（1）养成餐后刷牙的习惯，使用软毛刷，并经常用盐水漱口。

（2）戒烟、戒酒，保持口腔清洁。

（3）避免食用刺激性较强或较粗糙、生硬的食物。

（4）进食要细嚼慢咽，食物温度要适宜。

（5）化疗结束 7 天后，患者要经常观察口腔内的变化，如有牙龈肿胀或疼痛，应及时告知医护人员。

（6）对已有口腔溃疡的患者，可用生理盐水 500 毫升、利多卡因2毫升、甲硝唑片0.4克、庆大霉素注射液16万单位配制溶液,餐前、餐后漱口,可抗炎镇痛。

6. 脱发只是暂时的

化疗药物会损伤毛囊,导致患者化疗后头发脱落。可在化疗前将患者头发剪短或剃掉。平常及时洗头,保持头皮清洁。秋冬季节注意头部保暖,可以戴帽子或假发。

参考文献

［1］李乐之,路潜.普通外科学高级教程［M］.5版.北京：人民卫生出版,2012.

［2］王宁,孙家邦,姜洪池,等.普通外科学高级教程［M］.北京：民军医出版社,2011.

［3］张天译,徐光炜.肿瘤学［M］.2版.天津：天津科学技术出版社,2005.

［4］姚兰.外科护理学［M］.北京：人民卫生出版社,2000.

［5］韩晶,王艳辉.图解外科护理［M］.北京：军事医学科学出版社,2009.

［6］陈璐,邬淑雅,邓志鸿.肿瘤科实用护理手册［M］.上海：第二军医大学出版社,2010.

［7］王刚,梁云爱.乳腺癌与导管内增生及癌前病变诊断与鉴别诊断［M］.北京：军事医学科学出版社,2014.

［8］DeLellis R A, Williams E D. Tumours of endocrine organs ［M］. Geneva: WHO Press, 2004.

［9］Burck K B, Liu E T, Larick J W. Oncogenes: an introduction to the concept of cancer genes［M］. New York: Springer-verlag, 1988.

［10］Modan B, Mart H, Baidatz D, et al. Radiation-induced head and neck tumors［J］. Lancet, 1974, 1: 277.

［11］Honoré L H. Papillary carcinoma arising in a papillary cystadenoma of thyroid: a case report［J］. J Surg Oncol, 1980, 14 （2）: 105-110.

［12］薛富善. 围手术期护理学［M］. 北京:科学技术文献出版社,2011.

［13］张雪林. 医学影像学［M］. 北京:人民卫生出版社, 2004.

［14］沈坤炜,李宏为. 乳腺癌临床诊治实用手册［M］. 上海:科学技术文献出版社,2013.